Prevention of Diabetes

远离糖尿病

主　编　〔德〕彼得·施瓦茨
　　　　〔澳〕帕苏那·雷迪
主　译　毋中明
主　审　于德民

天津出版传媒集团

 天津科技翻译出版有限公司

著作权合同登记号:图字:02 – 2014 – 432

图书在版编目(CIP)数据

远离糖尿病/(德)施瓦茨(Schwarz,P.),(澳)雷迪(Reddy,P.)主编;毋中明等译. 一天津:天津科技翻译出版有限公司,2016.6
书名原文:Prevention of Diabetes
ISBN 978 – 7 – 5433 – 3595 – 0

Ⅰ.①远… Ⅱ.①施… ②雷… ③毋… Ⅲ.①糖尿病 – 防治 Ⅳ.①R587.1

中国版本图书馆 CIP 数据核字(2016)第 039847 号

授权单位:John Wiley & Sons Limited.
出　　版:天津科技翻译出版有限公司
出 版 人:刘 庆
地　　址:天津市南开区白堤路 244 号
邮政编码:300192
电　　话:022 – 87894896
传　　真:022 – 87895650
网　　址:www.tsttpc.com
印　　刷:唐山新苑印务有限公司
发　　行:全国新华书店
版本记录:960×1300　16 开本　12.75 印张　200 千字
　　　　 2016 年 6 月第 1 版　2016 年 6 月第 1 次印刷
　　　　 定价:38.00 元

(如发现印装问题,可与出版社调换)

译者名单

主　译　毋中明

主　审　于德民

译　者　(按姓氏汉语拼音顺序排序)

蔡宝琪　蔡雪芹　何丽雯　李　静

李会敏　罗萍艳　唐玉琴　王才娟

王开放　向莹莹　杨　珺　杨晓园

岳晔南

编者名单

Abdul Basit MBBS, FRCP(Lon)
Director, Baqai Institute of Diabetology and
Endocrinology (BIDE)
Professor of Medicine
Baqai Medical University
Karachi, Pakistan

Michael Bergman MD, FACP
Clinical Professor of Medicine
NYU School of Medicine
Division of Endocrinology
NYU Diabetes and Endocrine Associates
New York, NY, USA

Bishwajit Bhowmik MBBS, DDM
Research Fellow – Diabetes
Institute of Health and Society
Faculty of Medicine
University of Oslo; *and*
Manager, Diabetes Prevention Intervention
Study (DPIS)
Oslo, Norway

Martin Buysschaert MD, PhD
Professor of Medicine
Head of the Department
Université Catholique de Louvain (UCL)
University Clinic Saint-Luc
Department of Endocrinology and Diabetology
Brussels, Belgium

Avivit Cahn MD
Attending Physician
Endocrinology and Metabolism Service; *and*
The Diabetes Unit
Department of Medicine
Hadassah-Hebrew University Medical Center
Jerusalem, Israel

Stephen Colagiuri MD
Professor of Metabolic Health
Boden Institute of Obesity, Nutrition, Exercise,
and Eating Disorders
University of Sydney
Sydney, NSW, Australia

Emmanuel Cosson MD, PhD
Professor
Department of Endocrinology Diabetology
Nutrition
Jean Verdier Hospital, AP-HP
Paris Nord University, CRNH-IdF
Bondy, France

Melanie Davies MD
Professor of Diabetes Medicine
Diabetes Research Unit
College of Medicine, Biological
Sciences and Psychology
University of Leicester
Leicester, UK

Martin R. Fischer MD, MME (Berne)
Professor of Internal Medicine and Medical
Education
Department of Medical Education
Munich University Hospital
Munich, Germany

Alice Gibson BSc
Research Officer
Boden Institute of Obesity, Nutrition, Exercise
and Eating Disorders
University of Sydney
Sydney, NSW, Australia

Aleksandra Gilis-Januszewska
Chair, Department of Endocrinology
Collegium Medicum, Jagiellonian University
Krakow, Poland

Norbert Hermanns PhD
Professor of Clinical Psychology
Department of Clinical Psychology, University
of Bamberg, Bamberg; *and*
Director, Research Institute of Diabetes
Academy Mergentheim (FIDAM)
Bad Mergentheim, Germany

Akhtar Hussain MD, PhD, DSc
Professor of Chronic Diseases – Diabetes
Institute of Health and Society, Faculty of
Medicine
University of Oslo; *and*
Coordinator, Diabetes Prevention Intervention
Study (DPIS)
Oslo, Norway

Baruch Itzhak MD
Specialist in Family Medicine
Israel National Diabetes Prevention Committee
Jerusalem, Israel

**Greg Johnson B Pharm, Dip Hosp
Pharm, MBA**
Chief Executive Officer
Diabetes Australia
Adjunct Professor, Faculty of Health
Deakin University
Melbourne, VIC, Australia

Kamlesh Khunti MD, PhD
Professor of Primary Care Diabetes and
Vascular Medicine
Diabetes Research Unit
College of Medicine, Biological
Sciences and Psychology
University of Leicester
Leicester, UK

Peter Kronsbein PhD
Professor of Counselling and Nutrition
Education
Niederrhein University of Applied Sciences
Faculty of Nutrition, Food, and Hospitality
Sciences
Mönchengladbach, Germany

Rüdiger Landgraf MD
Professor of Internal Medicine, Endocrinology
and Diabetology
German Diabetes Foundation
Munich, Germany

Stavros Liatis MD
Senior Consultant in Internal Medicine and
Diabetology
First Department of Propaedeutic Medicine
Athens University Medical School
Laiko General Hospital
Athens, Greece

Jaana Lindström PhD
Research Manager
Department of Chronic Disease Prevention
Diabetes Prevention Unit
National Institute for Health and Welfare (THL)
Helsinki, Finland

**Konstantinos Makrilakis MD, MPH,
PhD**
Assistant Professor of Internal Medicine
First Department of Propaedeutic Medicine
Athens University Medical School
Laiko General Hospital
Athens, Greece

**Andrew Milat BHMS Ed (Hons),
MPH (Hons)**
Associate Director, Evidence and Evaluation
New South Wales (NSW) Ministry of Health
North Sydney, NSW, Australia

Markku Peltonen PhD
Director and Adjunct Professor
Department of Chronic Disease Prevention
National Institute for Health and Welfare (THL)
Helsinki, Finland

Itamar Raz MD
Professor of Medicine
The Diabetes Unit, Department of Medicine
Hadassah-Hebrew University Medical Center
Jerusalem, Israel

Prasuna Reddy BA, MA, PhD, MAPS
Professor and Director CRRMH
School of Medicine and Public Health
University of Newcastle
Callaghan, NSW, Australia

Musarrat Riaz MBBS, FCPS
Consultant Diabetologist
Baqai Institute of Diabetology & Endocrinology
(BIDE)
Karachi, Pakistan

Peter Schwarz MD, PhD
Head, Division for Prevention and Care of
Diabetes Mellitus
Department of Medicine III
University of Dresden
Dresden, Germany

Jane Shill BSc, MSc
Evaluation and Research Coordinator
Life! program
Diabetes Australia – Victoria
Melbourne, VIC, Australia

Victoria Telle Hjellset PhD
Post Doctoral Fellow
Institute of General Practice and Community
Medicine
Department of Preventive Medicine and
Epidemiology
University of Oslo and
Norwegian University of Life Sciences
Oslo, Norway

Amy Timoshanko PhD
Prevention and Health Promotion Manager
Diabetes Australia – Victoria
Melbourne, VIC, Australia

Daniel Tolks
Diplom-Gesundheitswirt
Research Fellow
Department of Medical Education
Munich University Hospital
Munich, Germany

Paul Valensi MD
Professor, Head of the Department
Department of Endocrinology Diabetology
Nutrition
Jean Verdier Hospital, AP-HP
Paris Nord University, CRNH-IdF
Bondy, France

Philip Vita BSc, MAppPsych
Director, Sydney Diabetes Prevention Program
Boden Institute of Obesity, Nutrition, Exercise
and Eating Disorders
University of Sydney and Sydney Local Health
District
Sydney, NSW, Australia

Thomas Yates PhD
Senior Lecturer in Physical Activity
Sedentary Behaviour and Health Diabetes
Research Unit
College of Medicine, Biological
Sciences and Psychology
University of Leicester
Leicester, UK

中文版序言

优越的现代社会生活提高了糖尿病的发病率，其很大原因在于不健康的生活方式和不良的生活习惯。积极健康的生活方式对于糖尿病预防极为重要。《远离糖尿病》一书即将在近期出版，内容涉及全球糖尿病预防项目、抑郁与糖尿病、移民和糖尿病预防、糖尿病预防实践、预防管理人员培训、运动的作用、新媒体的应用等多方面知识。该书的一大特点是，着重阐述了全球范围内最新的糖尿病预防研究成果，其内容新颖、涉及面广且实践性强，对卫生部门如何更好地开展糖尿病预防工作，以及群众如何采取健康的饮食和运动生活方式都给出了指导性意见。

我与该书的主译毋中明教授相识已久，作为老师看到他的科研能力、临床水平以及学术造诣一步步提高，今日又受邀为其写序，本人感到十分欣慰。毋中明教授青年才俊，知识渊博，在糖尿病领域工作多年，对糖尿病预防相关知识有着自己独到的见解，作为导师他带领着自己的科研团队，对所译部分字斟句酌，在遵照原著本意的基础上，充分考虑到汉语的表达习惯，保证了此书的翻译质量。与以往的糖尿病预防书籍相比，该书反映了全球最新的糖尿病预防动态，涉及目前在二十多个国家和地区开展的最为成功的糖尿病预防经验，如第1章介绍了我国、芬兰、美国、印度等国对糖尿病预防进行的多项研究，这些研究都是目前世界上颇具影响力的试验性研究，具有借鉴意义。本书视野广阔，内容深入浅出、实用性强、信息量大、阅读价值较高，适合初入临床工作的青年医务工作者使用，同样也适合糖尿病患者以及希望了解糖尿病预防相关知识的普通大众阅读。

天津医科大学代谢病医院　教授　博士生导师
天津市医学会糖尿病分会主任委员

平德民

2016 年 6 月

中文版前言

　　随着人们生活水平的提高、生活模式的改变及社会老龄化，糖尿病发病率逐年攀升。国际糖尿病联盟发布的最新统计数据显示，全球约有2.85亿糖尿病患者。我国是世界糖尿病发病大国，糖尿病发病的增加速度甚至明显超过发达国家。截至2010年，我国18岁以上成年人中估计约有1.139亿人患病。糖尿病不仅影响着患者的生活质量，同时也带来沉重的家庭和社会经济负担。在发达国家，治疗2型糖尿病的费用占医疗保健总费用的10%～15%，而我国糖尿病患者的医疗费用较血糖正常者高3.38倍，高于发达国家。目前，我国有大量糖尿病高危人群未及时得到糖尿病筛选和诊断，如果能对这部分人群积极开展糖尿病预防工作，将会减少糖尿病对我国人群健康的冲击，减轻国家的经济负担。

　　近几年，全球许多国家对如何积极开展糖尿病预防工作做了大量的调查研究，并取得一些实用性成果，如果能够借鉴这些成功经验，将对我国糖尿病预防工作起到促进作用。本书介绍了全球范围内一些最新的具有影响力的糖尿病预防项目，包括芬兰、法国、美国、澳大利亚、德国、巴基斯坦、挪威等十多个国家，涉及范围广泛，既有来自发达国家的经验，又有来自医疗条件欠缺的发展中国家的经验。本书的内容也十分丰富，包括不同国家的糖尿病预防项目流程、如何有效筛选糖尿病高危人群、糖尿病前期诊断标准的确立、如何提高项目参与者保留率以及管理人员培训等内容，给出了许多切实可行的糖尿病预防经验。如第1章介绍了大量的干预研究，包括中国大庆研究、芬兰研究、美国多中心研究、印度研究等，尽管研究对象存在地域和种族上的差异，但基本上糖尿病的发生都与饮食和运动密切相关，通过对糖尿病前期人群开展饮食和运动干预都能够达到延缓甚至逆转糖尿病进展的目的，此外，这一章也给出了一些饮食方面的建议。其次，本书还分享了一些独特的观点，如第5章介绍了糖尿病与抑郁的关系，认为抑郁是糖尿病的危险因素，在预防糖尿病的同时，应该尽量消除参与者的负面情绪；第7章介绍了全球移民与糖尿病预防的关系，随着全球移民现象日趋普遍，糖尿病预防策略的设计应该考虑到移民群体，关注移民群体的健康，加强多方合作；第12章则介绍了新媒体在培训糖尿病预防教育人员方面的潜力，这一章讲述了新的媒体信息传播手段,包括在线学习方法、网络技术以及在健康促进和糖尿病预防中运用新媒体。

　　本书从全球视角,多角度地向读者展示了最新的糖尿病预防项目发展趋势,具有较高的阅读价值,适合具有一定医学基础的人群以及想要了解糖尿病预防工作进展的普通人群阅读,希望这本新书对读者有所裨益。书中谬误和疏漏之处,恳请广大读者批评指正。

田中明

2016 年 6 月

前　言

　　非传染性疾病对人类健康和发展造成的威胁日益严重,四类主要非传染性疾病——癌症、糖尿病、心血管疾病和慢性呼吸道疾病,约占全球死亡原因的60%,这其中80%的患病人群集中在低收入和中等收入国家。

　　糖尿病发展迅猛,更具挑战性。国际糖尿病联盟(IDF)预测在未来的17年,全球糖尿病人数将从2.85亿增长到5.52亿。糖尿病是一种与贫困相关的疾病,该病主要快速增长于贫困弱势群体和资源匮乏的地区。世界上大部分的人口都存在患糖尿病的风险,但是只有少部分人群进行了糖尿病筛查和诊断。

　　然而,像心血管疾病和癌症一样,糖尿病在很大程度上是可以预防的。超过80%的心脏病、卒中和2型糖尿病可以通过消除共有的危险因素达到预防效果,这主要包括吸烟、不健康的饮食和缺乏运动。久坐和营养不合理,特别是过度摄入卡路里、盐、饱和脂肪及糖类,都增加了人类患非传染性疾病的风险,研究证明健康的饮食、规律的体育运动可以减少患糖尿病和心血管疾病的风险。

　　本书包含了糖尿病转化研究、干预试验、实用方案设计的一些实例,有助于应对全球糖尿病预防行动中的关键挑战。

　　法国巴黎第十三大学(Paris Nord University)研究人员所写章节的主题是鉴别需要干预的目标人群,他们提出了一个鉴别异常血糖的筛选策略,以此检测糖尿病前期和2型糖尿病。来自比利时和美国的研究员Buysschaert和Bergman探讨了糖尿病前期的诊断和预防,他们的研究主要关注于与血糖和新近糖化血红蛋白(HbA1c)水平有关的诊断标准现况。Peltonen和Landgraf所著章节的主题是关于糖尿病预防项目的质量和结果评价标准的改进,他们提供了关于质量指标和结果评价指标的重要信息,这些信息可以用来衡量和比较不同的糖尿病预防方法。

　　糖尿病并发症和抑郁是Hermanns所著章节的主题,这位著名的研究员探讨了结构化糖尿病预防项目的优势,还讨论了生活方式改变所引起的心理学方面的问题。英国莱斯特大学研究人员所著的章节包含了体育运动在预防2型糖尿病中的作用,作者描述了触发运动行为改变的方法及久坐行为的影响。

来自希腊、波兰和德国的研究人员所组成的研究小组,在一个章节中描述了一个以社区为基础的用于预防糖尿病的生活方式干预项目。对两个不同国家的社区干预项目进行评估后发现,心血管危险因素有所改善,同时干预对体重控制也有益处。以色列研究小组的章节论述了针对两个层次人群的糖尿病预防项目实施,这两个层次人群是高危人群和整体人群。该章节强调应创造一个促进健康的环境和提高干预项目的质量。

南亚糖尿病预防项目的实施产生了一系列特别的挑战,来自巴基斯坦的研究人员对这些挑战进行了探讨,他们阐述了多学科综合团队积极参与初级预防以及推进以儿童和青少年为主的公共卫生活动的必要性。另一个章节分析了亚洲印度人和南亚移民的糖尿病流行病学趋势,作者指出,政府需要制订有效的策略为移民培训医疗保健人员,以预防糖尿病的流行。

一个来自澳大利亚的团队对糖尿病预防项目中的人员纳入和保留情况做了深入调研,他们描述了在吸引高危人群参与到政府资助的小组项目过程中遇到的困难和可能的解决方案,并且注意到男性人群和社会弱势群体的代表性不足。德国的 Tolks 和 Fischer 探讨了在糖尿病预防项目中使用新媒体培训保健专业人员的相关问题,他们提出了一个很吸引人的概述,包括在线学习方法、网络技术以及在健康促进和糖尿病预防中运用新媒体。

本书展示了在糖尿病预防问题上的研究进度,更广泛地说是在全球疾病中占很大份额的非传染性疾病预防问题上调查研究的最新进展。

彼得·施瓦茨教授

帕苏那·雷迪教授

目　录

第 1 章
从大量临床试验中我们了解到什么信息

Jaana Lindström

引言

　　2 型糖尿病(T2D)初级预防理念最初由 E. Joslin 博士在 1921 年提出[1],他分析了肥胖人群比周围较瘦人群更容易患糖尿病的原因。事实上,预防像 T2D 这样的慢性疾病,更多地了解相关可变危险因素和自然史十分重要。在临床前期或"机会之窗"阶段就应该采取积极的干预措施,使用切实可行的筛选工具鉴别糖尿病高危人群,通过临床试验进一步证实干预措施的有效性。

　　治疗 T2D 的费用十分昂贵,发达国家的糖尿病治疗费用占医疗保健总费用的 10% ~ 15%,其中治疗糖尿病并发症的花费尤其巨大[2,3]。为了避免 T2D 后期并发症的发生和减少相关的医疗费用,积极开展糖尿病预防工作十分重要。从一些"自然"试验中我们发现,部分种族快速步入现代化的生活方式后,肥胖和 T2D 的患病率迅速增加[4]。如果能使人们现有的生活方式向原始的生活方式转变,则可能逆转疾病的发生和发展,这种逆转的可能性已被澳大利亚土著居民证实[5],试验中的高血糖人群重新过上了传统的狩猎生活,不过生活方式的完全转变并不一定适合所有人。

　　T2D 是生活方式和遗传易感性等多种复杂因子共同作用的结果。T2D 的主要危险因素是肥胖和久坐不动的生活方式[6]。"西方化"膳食结构的特点是低纤维[7-9]、高饱和脂肪[10]、反式脂肪[11]、精制碳水化合物[12]、甜饮料[13]、钠盐[14]、红肉和经加工的肉类产品[15,16],这些物质的摄入被证实会增加 T2D 的患病风险。现代化生活方式的另一个特点是自主睡眠不足,这同样增加了患糖尿病的风险[17,18]。除上面提到的危险因素外,生活方式中的保护性因素,包括咖啡[19-21]、中度酒精摄入也会增加糖尿病患病风险,其中饮酒尤为明显[22]。

葡萄糖耐量减低(IGT)是一种介于正常血糖和 T2D 之间的高血糖状态,可通过两小时口服葡萄糖耐量试验(OGTT)进行诊断。未来 10 年,葡萄糖耐量减低的人群大约有一半发展为 T2D[23,24],亚洲人口的发展速度可能更快[25,26]。此外,糖尿病并发症的风险在血糖达到 T2D 诊断标准之前,即糖尿病前期就已经开始了[27-29],因此 IGT 人群是最佳的糖尿病干预群体。

T2D 主要的生活方式干预试验

大庆研究

1986 年中国大庆开展了以大量人群为基础,鉴别筛查 IGT 人群的研究项目(项目使用 OGTT 筛查了 110 660 名个体)[25,30]。该项目虽然未对受试对象进行随机化分配,但参与试验的 33 家诊所可以随机实施四种指定干预草案(饮食干预、运动干预、饮食 - 运动干预、无干预)中的一种(整群随机分组)。共有 577 名(312 名男性、264 名女性和 1 名未明确性别的个体)IGT 患者参与了试验,1992 年 533 名受试者完成了大庆干预试验。三个干预组(饮食干预、运动干预、饮食 - 运动干预)累计 6 年的 T2D 发病率(41% ~46%)低于对照组(68%)。因为该项目没有对试验组和对照组的受试对象进行个体分配,所以必须慎重解释由个体数据分析所得出的结果。虽然大庆研究的受试对象相对较瘦,平均体重指数(BMI)为 25.8 kg/m²,但是从 IGT 进展为糖尿病的比例依然很高;每年对照组有超过 10% 的个体发展为糖尿病。

被门诊分配为饮食干预的受试者,如果 BMI > 25 kg/m²,将鼓励他们控制体重,目标设定为 BMI < 24 kg/m²,此外推荐受试者采用高碳水化合物饮食[占总能量比例(E%)的 55% ~65%]和适量脂肪饮食(25% ~30%),鼓励摄入较多蔬菜,减少单糖摄入并控制饮酒。定期召开饮食和(或)运动小组咨询会议:第一个月每周一次,接下来的三个月每月一次,随后每三个月一次。运动干预组将接受来自医生的个人咨询,受试者在每天的业余时间里最少提高 1 ~2 个“单位”的运动量。1 个“单位”运动量相当于 30 分钟慢走、购物、打扫屋子或者乘公共汽车旅行;也相当于骑

自行车 20 分钟或跳舞 20 分钟;慢跑、爬楼梯、蹦迪 10 分钟;或者是游泳、跳绳、打篮球 5 分钟。

在大庆研究中,参与者的危险因素总体改变相对较小,瘦弱受试者体重没有改变,基线水平 BMI > 25 kg/m² 的受试人群,体重仅有少量减轻(< 1 kg),预期出现的营养摄入改变也十分轻微,在各组间无明显差异。运动干预和饮食 – 运动干预这两个组参与者的运动量少量增加,虽然有统计学意义(平均每天增加 0.6 ~ 0.8 个运动"单位"),但对于确定运动量变化是否是 T2D 风险降低的有益因素仍然十分困难。对于大庆研究中的人群,控制体重显然不是最重要的,个体水平难以衡量的饮食和运动定性改变可能才是真正起作用的重要因素。

经过 20 年原始研究组的随访[30],发现与无干预对照组相比,联合干预组的糖尿病发病率持续下降,且这与后续干预中出现的风险下降在本质上是一致的。值得注意的是,随访结果显示糖尿病的发病率非常高,分析结果证实 80% 的干预人群和 93% 的对照人群最终发展为糖尿病。随访分析表明,虽然对照组和联合干预组的心血管疾病(CVD)发生率、CVD死亡率或总死亡率没有统计学意义,但至少观察到的 CVD 死亡率少量下降(17%)暗示性地肯定了生活方式干预的作用。

芬兰糖尿病预防研究

1993 ~ 2001 年,芬兰糖尿病预防研究(DPS)在芬兰 5 家诊所开展了预防工作,旨在通过单独的生活方式调整预防 T2D 的发生[24,31-33]。该项目一共纳入了 522 名有发展为糖尿病倾向的高危人群,主要筛查了中年人群(年龄为 40 ~ 64 岁)和超重人群(BMI > 25 kg/m²)。在随机分组前,通过两次连续的 75 g OGTT 确诊 IGT 患者;两次试验结果的均值在 IGT范围内的个体才有资格被纳入到研究中。参加者被随机分为对照组或强化干预组。强化干预组的受试对象将会和营养学家进行频繁的访谈互动(第一年 7 次,随后每 3 个月一次)。他们接受了关于如何达到干预目标的建议,干预目标包括至少减重 5% ,总脂肪摄入量小于总能量消耗的30% ,饱和脂肪摄入量小于总能量消耗的 10% ,每 1 000 kcal 能量至少摄入 15 g 纤维,每天至少 30 分钟的中等量体育运动。推荐他们经常食用全麦谷物产品、蔬菜、水果、低脂牛奶、肉类产品、软质人造黄油和富含单不饱和脂肪酸的植物油。依据为期 3 天的饮食记录给予受试者饮食建议,每年需要完成 4 次饮食记录。受试对象同时还接受了有关增加休育运动的单独指导。耐力运动(散步、慢跑、游泳、有氧球类运动和滑雪)被推荐为是增强机体供氧能力和适宜心肺功能的最佳运动。同时项目还提供给受试对象一个受到监督、数量逐步增加、为个体量身定制的巡回型阻抗训练课程，该课程可以提高较大肌群组织的耐力和强度。

对照组受试者仅仅在试验开始时被给予关于健康生活方式的一般性建议，所有的参加者一年进行一次 OGTT 检查，或当空腹血糖值、餐后两小时血糖值二者中任意一个达到糖尿病诊断水平时，才进一步使用 OGTT 确定受试者是否患上糖尿病。如果第二次 OGTT 检查仍达到糖尿病诊断标准，研究结束并记录结果；否则受试者应继续进行试验。

一年后干预组受试者体重与基线水平相比平均减少 4.5 kg，而对照组减少 1.0 kg（$P < 0.001$），三年后两组体重分别下降 3.5 kg 和 0.9 kg（$P < 0.001$）。在 1 年和 3 年随访检查结果中，与对照组相比，干预组受试者的向心性肥胖和葡萄糖耐量两项指标明显好转，根据饮食和运动记录情况，干预组的饮食和运动状况也有显著改善。

干预组累计 4 年的糖尿病发病率为 11%（95% CI 6% ~ 15%），对照组为 23%（95% CI 17% ~ 29%），生命表的分析结果显示，平均随访年限为 3.2 年的试验，干预组较对照组的糖尿病危险因素下降 58%（$P < 0.001$）。在随访期间糖尿病的绝对风险降低了 12%，需要治疗的人数（NNT）为 8 人。男性和女性都从生活方式干预中获益：干预组与对照组相比，糖尿病发病率下降 63%，其中女性发病率降低 54%。在成功完成最初设定的生活方式目标的人群中，最后没有一个人（干预组或对照组）发展为糖尿病，然而对于没有达到任何一项目标的人群，大约有 1/3 最终发展为 T2D。这一直接经验证实，改变生活方式确实降低了糖尿病的危险因素。事后分析也表明，改变饮食结构（采用适度脂肪和高纤维饮食[34]）以及增加体育运动[35]与糖尿病危险因素降低独立相关。此外，静脉葡萄糖耐量试验的亚组分析（基线 n = 87, 4 年后 n = 52）显示受试者胰岛素抵抗得到改善[36]，并且胰岛素抵抗的改善与体重减少密切相关。借助芬兰糖尿病风险评分量表（FINDRISC）测量发现[37]，就糖尿病发病率而言，生活方式干预对年龄最大的组和基线水平危险因素最高的组影响效果最明显。

分析 DPS 长期随访收集到的数据，结果显示不同个体在随访结束后 7 年，糖尿病的累积发病率仍然持续下降[24]。随访结束后，糖尿病的相对危险因素降低 43%。对那些干预一段时间后未发展为糖尿病的人群，即使干预结束，干预对糖尿病风险的影响仍然持续存在：干预结束后 3 年，糖尿病的相对发病率分别是 4.6 人/100（人·年）和 7.2 人/100（人·年）

（时序检验 $P = 0.040\ 1$ ），即相对危险因素下降36%。

将原始研究人群的登记信息与（芬兰）国家出院登记信息和死亡登记信息相联接并以此为依据，经过十年随访，芬兰在2009年发表了DPS生活方式干预对总死亡率和心血管发病率的影响结果报告[38]。同意信息被登记联接的参与者中（n = 505），干预组和对照组的总死亡率[2.2人/1 000（人·年）对3.8人/1 000（人·年）]和心血管发病率[22.9人/1 000（人·年）对22.0人/1 000（人·年）]结果相近。当DPS的干预组和对照组与包含IGT在内的总人群作对比时，经调整后的总病死率风险比分别为0.21（95% CI 0.09 ~ 0.52）和0.39（95% CI 0.20 ~ 0.79），心血管疾病发病率风险比分别为0.89（95% CI 0.62 ~ 1.27）和0.87（95% CI 0.60 ~ 1.27）。这样算起来，DPS参与者的死亡风险明显低于含IGT的总人群。

糖尿病预防项目

糖尿病预防项目（DPP）[39,40]是在美国实施的一个多中心随机化临床试验。它比较了三种干预方式的有效性和安全性：强化生活方式干预、标准化生活方式联合二甲双胍、标准化生活方式联合安慰剂。研究主要针对有高危危险因素的IGT个体（n = 3 234），这些个体同时伴随有轻微的空腹血糖升高（> 5.5 mmol/L）。试验主要发现，经过平均时长为2.8年的随访，强化生活方式干预组与安慰剂组相比T2D风险下降了58%。强化生活方式干预组与二甲双胍治疗组（850 mg，一天2次）相比也显示出一定优势，二甲双胍治疗组与安慰剂组相比T2D风险仅减少了31%[39]。

DPP生活方式干预最初由专门的教育者即"个案经理"实施，干预强度较大。随机分组后，强化生活方式干预组在一开始的24周开展了16场结构式基础课程，课程以会谈形式进行，随后与个案经理每两个月进行一次单独的个人会谈。饮食干预的目的主要是通过低热、低脂的健康饮食和每周至少150分钟的中等强度体育运动（比如快步走）实现和维持体重减少7%。临床中心（n = 27）同时还向参与者提供了一些自愿参加的会谈。24周里有74%的人群达到了每周至少锻炼150分钟的目标。在第一年的随访中，受试者体重平均减少7 kg（约7%）。

同时DPP调查者也试图澄清在DPP强化干预组中，不同生活方式干预对糖尿病发病率下降所产生的相对贡献[41]。此外，他们还旨在评估饮食和运动改变对控制体重的作用，发现基线体重和最后减少的体重是最重要的糖尿病风险预测因子。即使经过了人口统计学校正、脂肪摄入改变校正和运动改变校正,基线体重较轻(体重每轻 10 kg)仍可以使糖尿病发病率下降 12%。体重每减少 1 kg,糖尿病的发病风险预计将下降 16%。评估干预特性模型时,脂肪所占的能量比例是评估糖尿病发病率的重要预测因子,脂肪比例每下降 5%,将使糖尿病风险比下降 0.75 (0.63~0.88)。然而,在多变量模型中,将预测因子作为连续变量,基线体重和减少的体重作为协变量,体育运动和膳食脂肪比例都不能很好地预测糖尿病的发生。那些参与试验但第一年没能达到减重目标的人群,如果达到体育运动目标,其糖尿病发病率仍然可以降低 44%。

印度糖尿病预防项目

印度的糖尿病预防项目(IDPP)招募了 531 名受试者,受试者(平均年龄为 46 岁,BMI 为 25.8 kg/m²)糖耐量减低并被随机分配到四个组中(对照组、生活方式干预组、二甲双胍组、生活方式干预联合二甲双胍组)[26,42]。生活方式干预包括运动指导(每天 30 分钟快步走)、减少总卡路里的摄入、减少精碳水化合物和脂肪的摄入、避免糖类的摄入以及食用高纤维素食品。干预的方式是在基线水平和随后每 6 个月进行一次个人会谈,每个月电话联系一次。项目干预强度低于 DPP 和 DPS 的干预强度。平均随访 30 个月后,与对照组相比,生活方式干预组的相对危险因素下降了 28.5%,二甲双胍组下降了 26.4%,生活方式干预联合二甲双胍组下降了 28.2%[26]。由此可知,药物使用联合生活方式干预并没有比单纯生活方式干预产生更多的效益。在对照组中,糖尿病发病率很高(3 年累积发病率为 55%),这与中国的研究发现相类似[25]。

日本干预试验

日本干预试验的研究对象是在健康检查时发现有糖耐量减低的 458 名男性个体,将他们随机分配到强化生活方式干预组(n=102)或标准干预组(n=356)[43]。强化干预组成员每 3~4 个月到医院检查一次,如果他们的 BMI≥22 kg/m²,医院会提供给他们一个详细的、重复的减肥意见(如果体重达标则维持原有体重),减肥建议主要包括摄食大量蔬菜,减少 10% 的其他食物摄入总量,例如可以使用一个较小的饭碗进餐。如果外出用餐,需要限制脂肪(<50 g/d)和酒精(<50 g/d)的摄入(一天最多只能有一次超过推荐的摄入量)。鼓励参加体育运动(每天散步 30~40 分钟等)。对照组成员每 6 个月到医院复诊一次,并给予包括少食和多活

动在内的标准性建议。

干预组累计 4 年的糖尿病发病率为 3% , 对照组为 9.3% , 干预组较对照组发病率风险减少了 67.4% ($P < 0.001$)。干预组 BMI 指数在基线上为(23.8 ± 2.1)kg/m^2 , 对照组为(24.0 ± 2.3)kg/m^2 。为期 4 年的随访结束后, 干预组体重下降 2.18 kg, 对照组下降 0.39 kg($P < 0.001$)。也就是说, 尽管体重减少相对轻微, 但是仍然出现了糖尿病发病趋势的显著下降。随后对照组的分析结果显示, 虽然体重减轻并不是糖尿病风险降低的唯一原因, 但在该人群中糖尿病发病率与体重改变量呈正相关。

其他试验

目前, 出现了一些较新的和(或)规模较小的干预试验, 这些试验与以往的试验有着相似的结果。荷兰的 SLIM 研究[44,45]旨在确定饮食和运动对 IGT 患者的糖耐量、胰岛素抵抗和心血管疾病(CVD)危险因素的影响。随访为期 3 年, 这些完成试验的人群(n = 106), 干预组的 2 型糖尿病(T2DM)累积发病率为 18% , 对照组为 38% , 相对风险为 0.42($P = 0.025$), 风险降低了 58% 。

欧洲糖尿病预防研究(EDIPS)使用了相同的研究设计, 并将 DPS 扩展到其他欧洲人群。Newcastle 研究的分支(EDIPS-Newcastle)[46]有 102 名患 IGT 的参与者(42 名男性和 60 名女性, 平均年龄为 57 岁, 平均 BMI 为 34 kg/m^2), 与对照组相比, 干预组的糖尿病总发病率下降了 55% , RR 值(相对风险)为 0.45(95% CI 0.2 ~ 1.2)。这些结果支持患 IGT 的成年人群可以通过改变生活方式来预防 T2D 的这一论证。

PREDIMED-Reus[47]是一个庞大的营养干预试验(PREDIMED 研究)的子研究, 主要针对高危人群心血管疾病的初级预防。总的来说, 就是将 418 名年龄在 55 ~ 80 岁的非糖尿病受试对象随机分组:低脂饮食教育组(对照组)和地中海饮食组, 地中海饮食组可在两种地中海饮食中任选一种饮食, 一种是补充优质初榨橄榄油(每周 1 L), 另一种是补充坚果(每天 30 g)。试验没有给予有关体育运动的建议。经过平均 4.0 年的随访, 经多变量校正后, 与对照组相比, 补充优质初榨橄榄油组和补充坚果组的糖尿病风险比值分别是 0.49(0.25 ~ 0.97)和 0.48(0.24 ~ 0.96)。研究中出现的糖尿病风险降低是在缺少体重和运动显著改变的情况下发生的。

不同生活方式对 T2D 风险影响的临床试验证据

许多预防 T2D 的临床试验结果都很相似:这些研究发现通过生活方式的改变可以引起糖尿病发病率显著下降。显然,由于社会文化问题以及人员和设备的可利用程度等都制约着干预过程,所以在不同的研究中,干预手段有所不同。但它们也存在共同点,在这些临床试验中,生活方式干预的重点主要集中于运动的增加(2.5~4 小时/周)和饮食的调控(增加全谷物、纤维、蔬菜和水果的摄入,减少总脂肪、饱和脂肪、糖类和细粮的摄入)。许多研究显示,对于肥胖的受试者,体重减轻不仅是一个重要的目标,同时也是糖尿病风险降低的预测因子[41];单纯的体重减轻就能够使糖尿病发病率向好的方向转变[25,26,47]。糖尿病干预试验还应用了一些促进行为改变的技术,如动机性访谈、自我检测以及个人短期、长期的目标设定。

大多数发表的预防试验的主要研究目标是全面探索生活方式干预的作用。中国的预防研究[25]希望能明确饮食干预和运动干预哪个更为有效,结果显示两种干预的效果没有差异。

在 DPS 研究中,人群被诊断为患糖尿病的风险与其达到生活目标的数目密切相关[24]。DPS 研究使用饮食记录和运动问卷,对是否成功达到干预目标进行了评估,根据达到生活目标的总数计算完成得分(0~5)。在整个随访过程中,完成得分与糖尿病发病率之间呈很强的负相关。评估第 3 年的目标完成情况时,这种负相关更为明显,这可能反映出坚持生活方式改变的重要性。一个为期 3 年的检验,以 5 种生活方式目标中的一种为变量,用 Cox 模式评估了各个生活方式目标引起的独立作用。对于较基线水平体重下降的受试者,糖尿病发病率的单变量风险比(95% CI)为 0.45(0.31~0.64),脂肪摄入达标者为 0.65(0.45~0.95),饱和脂肪摄入达标者为 0.59(0.31~1.13),纤维摄入达标为 0.69(0.49~0.96),体育运动者为 0.62(0.46~0.84),这些结果是通过对比达到该项标准和没有达到该项标准的人群得出的。当所有 5 种不同的生活方式目标完成得分同时纳入到 Cox 模型中时,经校正的糖尿病多变量风险比(95% CI)分别是:控制体重为 0.43(0.30~0.61),脂肪摄入为 0.80(0.48~1.34),饱和脂肪摄入为 0.55(0.26~1.16),纤维摄入为 0.97(0.63~1.51),体育运动为 0.80(0.57~1.12)。此外,体重改变明显与其他4种任意一种目标的实现相关,因此,完成得分与体重减轻强烈相关[24]。

与之相对应,在美国DPP研究中,控制体重被报道为是糖尿病风险降低的主要决定因素[41]。校正了其他的干预成分,第一年伴随着体重的下降(每1kg),糖尿病危险性下降16%。此外,饮食中脂肪摄入比例低和体育运动增强也预示着体重减轻,增强体育运动对维持体重的减轻起着重要作用。尤其是对于那些没有完成减重目标的受试者,达到体育运动目标(每周150分钟体育运动)降低了糖尿病的患病风险。

研究结果表明,饮食成分和体育运动对糖尿病的预防都很重要,它们通过减轻体重分别对降低糖尿病风险起到了一部分作用。由于多重共线性,应该谨慎地解释这一结果。在印度的IDPP[26]和中国的预防研究[25]中,受试者相对较瘦且没有出现较大体重变化,但是即便不考虑体重问题,糖尿病风险同样有明显下降。也就是说,在这些研究里,其他除体重控制干预以外的成分对糖尿病风险的降低也起到了有利作用。在PRE-DIMED-Reus研究中,糖尿病风险下降与遵守地中海饮食[47]有关,特别是坚果或特级初榨橄榄油的大量摄入。到目前为止,还没有研究对以DPS和DPP为基础的"健康饮食"(减少饱和脂肪摄入、适量的脂肪总量摄入、从谷物和蔬菜中增加纤维摄入)与PREDIMED-Reus中的地中海饮食的内容进行比较。也许最好的干预方法是将两种干预结合:强调饮食质量的同时适度减肥。

预防糖尿病的一种实用方法是重视行为因素,如饮食成分和体育运动。一方面根据干预目标制订的饮食变化将会减少食物的能量密度并且由此可导致总能量摄入的下降。另一方面,增强体育运动可以增加能量消耗。这些变化集合在一起,即便相对改变甚微也可以导致体重减少。过于严格的饮食控制强调节制饮食和仅关注体重减少,这可能对短期内达到减肥目标更有效果,但其特点是不能带来持久的行为改变。

由于饮食文化、食物可获得性和个人偏好的不同,饮食结构可能不同。但遵循临床研究所示的一般原则,根据与糖尿病预防有关的不同饮食的变化范围,建议遵循的饮食原则如下[48]:

- 大量摄入蔬菜;
- 摄入非精制大米、全麦谷物产品;
- 选择植物油,如橄榄油或菜籽油等作为日常用油;
- 选择鱼、乳制品或蔬菜(如坚果、豆类)作为蛋白质来源;
- 减少精加工或高能量食物的摄入,高能量食物中的脂肪和(或)精糖含量很高(如经加工的肉类、甜味饮食、糕点糖果)。

(向莹莹 译 毋中明 蔡雪芹 唐玉琴 校)

参考文献

1. Joslin E. The prevention of diabetes mellitus. JAMA 1921;76:79–84.
2. Haffner SM, Stern MP, Hazuda HP, Mitchell BD, Patterson JK. Cardiovascular risk factors in confirmed prediabetic individuals: does the clock for coronary heart disease start ticking before the onset of clinical diabetes? JAMA 1990;263:2893–8.
3. Harris M, Klein R, Welborn T, Knuiman M. Onset of NIDDM occurs at least 4–7 years before clinical diagnosis. Diabetes Care 1992;15:815–9.
4. Zimmet P, Alberti KG, Shaw J. Global and societal implications of the diabetes epidemic. Nature 2001;414(6865):782–7.
5. O'Dea K. Marked improvement in carbohydrate and lipid metabolism in diabetic Australian Aborigines after temporary reversion to traditional lifestyle. Diabetes 1980;33:596–603.
6. WHO Study Group. Diabetes mellitus. Technical Report Series No 727. Geneva; 1985. Report No. 727.
7. Salmeron J, Manson JE, Stampfer MJ, Colditz GA, Wing AL, Willett WC. Dietary fiber, glycemic load, and risk of non-insulin-dependent diabetes mellitus in women. JAMA 1997;277(6):472–7.
8. Schulze MB, Liu S, Rimm EB, Manson JE, Willett WC, Hu FB. Glycemic index, glycemic load, and dietary fiber intake and incidence of type 2 diabetes in younger and middle-aged women. Am J Clin Nutr 2004;80(2):348–56.
9. Montonen J, Knekt P, Järvinen R, Aromaa A, Reunanen A. Whole-grain and fiber intake and the incidence of type 2 diabetes. Am J Clin Nutr 2003;77(3):622–9.
10. Feskens EJ, Virtanen SM, Räsänen L, Tuomilehto J, Stengård J, Pekkanen J, et al. Dietary factors determining diabetes and impaired glucose tolerance: a 20-year follow-up of the Finnish and Dutch cohorts of the Seven Countries Study. Diabetes Care 1995;18(8):1104–12.
11. Salmeron J, Hu FB, Manson JE, Stampfer MJ, Colditz GA, Rimm EB, et al. Dietary fat intake and risk of type 2 diabetes in women. Am J Clin Nutr 2001;73(6):1019–26.
12. Hodge AM, English DR, O'Dea K, Giles GG. Glycemic index and dietary fiber and the risk of type 2 diabetes. Diabetes Care 2004;27(11):2701–6.
13. Schulze MB, Manson JE, Ludwig DS, Colditz GA, Stampfer MJ, Willett WC, et al. Sugar-sweetened beverages, weight gain, and incidence of type 2 diabetes in young and middle-aged women. JAMA 2004;292(8):927–34.
14. Hu G, Jousilahti P, Peltonen M, Lindstrom J, Tuomilehto J. Urinary sodium and potassium excretion and the risk of type 2 diabetes: a prospective study in Finland. Diabetologia 2005;48(8):1477–83.
15. Fung TT, Schulze M, Manson JE, Willett WC, Hu FB. Dietary patterns, meat intake, and the risk of type 2 diabetes in women. Arch Intern Med 2004;164(20):2235–40.
16. Song Y, Manson JE, Buring JE, Liu S. A prospective study of red meat consumption and type 2 diabetes in middle-aged and elderly women: the women's health study. Diabetes Care 2004;27(9):2108–15.

17. Ayas NT, White DP, Al-Delaimy WK, Manson JE, Stampfer MJ, Speizer FE, et al. A prospective study of self-reported sleep duration and incident diabetes in women. Diabetes Care 2003;26(2):380–4.
18. Mallon L, Broman J-E, Hetta J. High incidence of diabetes in men with sleep complaints or short sleep duration: a 12-year follow-up study of a middle-aged population. Diabetes Care 2005;28(11):2762–7.
19. Salazar-Martinez E, Willett WC, Ascherio A, Manson JE, Leitzmann MF, Stampfer MJ, et al. Coffee consumption and risk for type 2 diabetes mellitus. Ann Intern Med 2004;140(1):1–8.
20. Tuomilehto J, Hu G, Bidel S, Lindström J, Jousilahti P. Coffee consumption and risk of type 2 diabetes mellitus among middle-aged Finnish men and women. JAMA 2004;291(10):1213–9.
21. van Dam RM, Willett WC, Manson JE, Hu FB. Coffee, caffeine, and risk of type 2 diabetes: a prospective cohort study in younger and middle-aged US women. Diabetes Care 2006;29(2):398–403.
22. Hodge AM, English DR, O'Dea K, Giles GG. Alcohol intake, consumption pattern and beverage type, and the risk of type 2 diabetes. Diabet Med 2006;23(6):690–7.
23. Knowler WC, Narayan KM, Hanson RL, Nelson RG, Bennett PH, Tuomilehto J, et al. Preventing non-insulin-dependent diabetes. Diabetes 1995;44(5):483–8.
24. Lindström J, Ilanne-Parikka P, Peltonen M, Aunola S, Eriksson JG, Hemiö K, et al. Sustained reduction in the incidence of type 2 diabetes by lifestyle intervention: the follow-up results of the Finnish Diabetes Prevention Study. Lancet 2006;368: 1673–9.
25. Pan XR, Li GW, Hu YH, Wang JX, Yang WY, An ZX, et al. Effects of diet and exercise in preventing NIDDM in people with impaired glucose tolerance: the Da Qing IGT and Diabetes Study. Diabetes Care 1997;20:537–44.
26. Ramachandran A, Snehalatha C, Mary S, Mukesh B, Bhaskar AD, Vijay V. The Indian Diabetes Prevention Programme shows that lifestyle modification and metformin prevent type 2 diabetes in Asian Indian subjects with impaired glucose tolerance (IDPP-1). Diabetologia 2006;49(2):289–97.
27. Haffner SM, Stern MP, Hazuda HP, Mitchell BD, Patterson JK. Cardiovascular risk factors in confirmed prediabetic individuals: does the clock for coronary heart disease start ticking before the onset of clinical diabetes? JAMA 1990;263(21): 2893–8.
28. The DECODE Study Group. Glucose tolerance and cardiovascular mortality: comparison of fasting and 2-hour diagnostic criteria. Arch Intern Med 2001;161(3): 397–405.
29. Qiao Q, Jousilahti P, Eriksson J, Tuomilehto J. Predictive properties of impaired glucose tolerance for cardiovascular risk are not explained by the development of overt diabetes during follow-up. Diabetes Care 2003;26(10):2910–4.
30. Li G, Zhang P, Wang J, Gregg EW, Yang W, Gong Q, et al. The long-term effect of lifestyle interventions to prevent diabetes in the China Da Qing Diabetes Prevention Study: a 20-year follow-up study. Lancet 2008;371(9626):1783–9.
31. Tuomilehto J, Lindström J, Eriksson JG, Valle TT, Hämäläinen H, Ilanne-Parikka P, et al. Prevention of type 2 diabetes mellitus by changes in lifestyle among subjects with impaired glucose tolerance. N Engl J Med 2001;344(18):1343–50.
32. Lindström J, Louheranta A, Mannelin M, Rastas M, Salminen V, Eriksson J, et al.

The Finnish Diabetes Prevention Study (DPS): lifestyle intervention and 3-year results on diet and physical activity. Diabetes Care 2003;26(12):3230–6.

33. Ilanne-Parikka P, Eriksson JG, Lindström J, Peltonen M, Aunola S, Hämäläinen H, et al. Effect of lifestyle intervention on the occurrence of metabolic syndrome and its components in the Finnish Diabetes Prevention Study. Diabetes Care 2008;31 (4):805–7.

34. Lindström J, Peltonen M, Eriksson JG, Louheranta A, Fogelholm M, Uusitupa M, et al. High-fibre, low-fat diet predicts long-term weight loss and decreased type 2 diabetes risk: the Finnish Diabetes Prevention Study. Diabetologia 2006;49(5):912–20.

35. Laaksonen DE, Lindström J, Lakka TA, Eriksson JG, Niskanen L, Wikström K, et al. Physical activity in the prevention of type 2 diabetes: the Finnish Diabetes Prevention Study. Diabetes 2005;54(1):158–65.

36. Uusitupa M, Lindi V, Louheranta A, Salopuro T, Lindstrom J, Tuomilehto J. Long-term improvement in insulin sensitivity by changing lifestyles of people with impaired glucose tolerance: 4-year results from the Finnish Diabetes Prevention Study. Diabetes 2003;52(10):2532–8.

37. Lindström J, Peltonen M, Eriksson J, Aunola S, Hämäläinen H, Ilanne-Parikka P, et al. Determinants for the effectiveness of lifestyle intervention in the Finnish Diabetes Prevention Study. Diabetes Care 2008;31(5):857–62.

38. Uusitupa M, Peltonen M, Lindström J, Aunola S, Ilanne-Parikka P, Keinänen-Kiukaanniemi S, et al. Ten-year mortality and cardiovascular morbidity in the Finnish Diabetes Prevention Study: secondary analysis of the randomized trial. PLoS ONE 2009;4(5):e5656.

39. Diabetes Prevention Program Research Group. Reduction in the incidence of type 2 diabetes with lifestyle intervention or metformin. N Engl J Med 2002;346(6): 393–403.

40. Orchard TJ, Temprosa M, Goldberg R, Haffner S, Ratner R, Marcovina S, et al. The effect of metformin and intensive lifestyle intervention on the metabolic syndrome: the Diabetes Prevention Program Randomized Trial. Ann Intern Med 2005; 142(8):611–9.

41. Hamman RF, Wing RR, Edelstein SL, Lachin JM, Bray GA, Delahanty L, et al. Effect of weight loss with lifestyle intervention on risk of diabetes. Diabetes Care 2006; 29(9):2102–7.

42. Ramachandran A, Snehalatha C, Satyavani K, Sivasankari S, Vijay V. Metabolic syndrome does not increase the risk of conversion of impaired glucose tolerance to diabetes in Asian Indians: result of Indian diabetes prevention programme. Diabetes Res Clin Pract 2007;76(2):215–8.

43. Kosaka K, Noda M, Kuzuya T. Prevention of type 2 diabetes by lifestyle intervention: a Japanese trial in IGT males. Diabetes Res Clin Pract 2005;67(2):152–62.

44. Mensink M, Feskens EJ, Saris WH, De Bruin TW, Blaak EE. Study on lifestyle intervention and impaired glucose tolerance Maastricht (SLIM): preliminary results after one year. Int J Obes Relat Metab Disord 2003;27(3):377–84.

45. Roumen C, Corpeleijn E, Feskens EJM, Mensink M, Saris WHM, Blaak EE. Impact of 3-year lifestyle intervention on postprandial glucose metabolism: the SLIM study. Diabet Med 2008;25(5):597–605.

46. Penn L, White M, Oldroyd J, Walker M, Alberti KG, Mathers JC. Prevention of type 2 diabetes in adults with impaired glucose tolerance: the European Diabetes Preven-

tion RCT in Newcastle upon Tyne, UK. BMC Public Health 2009;9:342.

47. Salas-Salvado J, Bullo M, Babio N, Martinez-Gonzalez MA, Ibarrola-Jurado N, Basora J, et al. Reduction in the incidence of type 2 diabetes with the Mediterranean diet: results of the PREDIMED-Reus Nutrition Intervention Randomized Trial. Diabetes Care 2010 Oct 13.

48. Lindstrom J, Neumann A, Sheppard KE, Gilis-Januszewska A, Greaves CJ, Handke U, et al. Take action to prevent diabetes: the IMAGE toolkit for the prevention of type 2 diabetes in Europe. Horm Metab Res 2010;42(Suppl 1):S37–55.

第2章
目标人群的鉴别

Paul Valensi, *Emmanuel Cosson*

引言

日益增加的糖尿病患病率凸显了危险因素的作用。2 型糖尿病（T2D）的发展是复杂基因和环境因素相互作用的结果。许多人群血糖异常却未得到相应的诊断,准确评估糖尿病风险将有助于确定目标人群以及通过采取预防措施来扭转全球 T2D 的进展。

2 型糖尿病的危险因素

T2D 的患病风险取决于两种危险因素在数量和程度上的累积,即不可变危险因素和可变危险因素。

不可变危险因素

年龄是 T2D 最重要的危险因素之一。欧洲人群口服 75 g 葡萄糖耐量试验（OGTT）,两小时血糖浓度随年龄的增加呈线性增长,但是空腹血浆葡萄糖浓度并没有表现出线性增长。80 岁以上人群糖尿病患病率升高[1]。

在孪生子研究中,研究员获得了一些基因组信息,这将有助于解释 T2D 的发病机制。如果一级亲属患有糖尿病,那么将增加至少两倍的 T2D 患病风险[2]。目前已经发现了至少 25 种能够增加 T2D 患病风险的基因位点[3]。这些基因大部分对 β 细胞的功能起作用,而对胰岛素敏感性没有作用。然而基因变异只能解释不到 10% 的以遗传为基础的糖尿病患病原因,因此运用基因数据制订糖尿病预防策略还为时过早。

　　一些种族存在糖尿病的遗传易感性。依据"节俭基因"假说,当人群暴露于粮食供应充足的环境中,各种遗传缺陷或基因多态性可以促使糖尿病的发生。西班牙裔的糖尿病患病率是白种人的 1.9 倍[4]。非洲裔加勒比海人和亚洲印度人 T2D 患病率都很高[5]。

　　与妊娠时血糖正常的女性相比,有妊娠糖尿病(GDM)病史的女性患 T2D 的风险增加了大约 7.5 倍[6]。孕妇年龄超过 40 岁、妊娠时 OGTT 两小时血糖值高以及怀孕期间进行胰岛素治疗,这些因素都被认为可以用来预测 GDM 女性产后一年的糖耐量减低(IGT)情况[7]。

　　大多数多囊卵巢综合征(PCOS)的女性患者即使没有临床证据证实葡萄糖耐受不良,也会出现胰岛素抵抗增加和胰岛 β 细胞功能受损[8]。大约 30% 的 PCOS 女性患者存在糖耐量减低(IGT),约 10% 的 PCOS 女性患有糖尿病[9]。最近的一项荟萃分析报道称,PCOS 女性患者的 GDM 风险增加了大约 3 倍[10]。

可变危险因素

　　肥胖和超重增加了 IGT 和 T2D 的患病风险,至少它们在一定程度上诱导了胰岛素抵抗。护理健康研究发现,在女性群体中体重指数(BMI)与 T2D 风险存在着曲线关系[11]。除肥胖程度外,多余脂肪的分布情况是胰岛素抵抗和 T2D 风险的另一个重要决定因素。

　　一项荟萃分析指出,出生体重和糖尿病风险之间存在着一个 U 型关系[12]。经过正常孕周的胎儿,若出生体重较轻,成年后出现 β 细胞功能下降、胰岛素抵抗、患有 T2D 的概率较大。胎儿营养不良也可以引起底物有效利用率减少,在怀孕期间底物利用率这一过程可以被记录下来。胎儿出生后如果进一步暴露于大量的卡路里饮食环境中,将会导致向心性肥胖和胰岛素抵抗。胎儿出生时体重较大(>4 kg),患糖尿病的风险也会增加。此外,早产儿成年后 T2D 风险会增加,其他与胰岛素抵抗有关的疾病风险也会增加[13]。

　　空腹血糖调节受损(IFG)和糖耐量减低都属于早期葡萄糖代谢异常的范畴,它们的发生早于糖尿病,通常被称为糖尿病前期。IFG 被国际糖尿病联盟(IDF)定义为增高的空腹血糖(FPG)浓度(110～126 mg/dL)。2003 年美国糖尿病协会(ADA)将 IFG 的诊断临界值浓度下调为 100 mg/dL。IGT 的定义是,OGTT 试验中餐后两小时血糖浓度升高(140～200 mg/dL)并且 FPG 浓度 <126 mg/dL[14,15]。IFG 和 IGT 可以是孤立的也可以是互相联系的。一些研究表明,IGT 主要与胰岛素抵抗有关,IFG 与胰岛素分

泌不足和肝糖输出抑制受损有关。IFG 和 IGT 的发病率在不同种族之间存在差异,并与年龄呈正相关。在最近的一项荟萃分析中,IGT 人群发展为糖尿病的相对风险为 6.35,IFG 人群的相对风险为 4.66,同时患有 IGT 和 IFG 的人群糖尿病相对风险为 12.13[16]。也就是说,在 3~5 年内,大约 25% 的糖尿病前期个体将会发展为糖尿病[17]。

代谢综合征(MetS)被定义为是一组心血管疾病(CVD)代谢危险因素,这些危险因素与胰岛素抵抗有关。最广泛使用的 MetS 定义是美国胆固醇教育项目在第 3 次报告中专家小组给出的定义,该项目主要开展检测、评估和治疗成人高胆固醇血症等活动,范围涉及向心性肥胖、空腹血糖高、血浆甘油三酯高、血浆高密度脂蛋白(HDL)胆固醇低和高血压[18]。另一个定义是在近期几个国际组织的联合声明中提出的[19]。MetS 与 T2D 的高发病率有关[20]。尽管(美国)圣安东尼奥心脏研究发现,使用 MetS 预测 T2D 的效果优于空腹血糖[22],但血糖测试操作过程简单,似乎更适合用于预测糖尿病发病率[21]。

饮食被普遍认为是糖尿病发展过程中的重要影响因素。食物通过改变体重发挥作用。尽管一些混杂因素限制了营养研究的研究结果,但是一些具体的饮食结构确实可以用来预测 T2D 的发生,如含糖指数较低的纤维可以减少 T2D 的患病风险。最近的一项荟萃分析表明,高血糖负荷和高血糖指数都与 T2D 风险增加有关[23]。从以动物脂肪为主的饮食转变为富含植物脂肪的饮食可以降低糖尿病患病风险。增加单不饱和脂肪的摄入也可能对健康有益[24],但反式脂肪酸的消耗与 T2D 风险增加有关。摄入适量的酒精、水果、蔬菜、鱼和坚果可以减少糖尿病发病风险[25]。

最近一项包含 10 个前瞻性队列研究的荟萃分析报道指出,与久坐相比,规律的中等强度身体运动可以降低糖尿病的发病率[26]。很多研究也证实运动对糖尿病预防起着积极作用。

社会心理因素可能与 MetS 的发生有着因果关系[27]。近期的荟萃分析证实成年抑郁症患者的 T2D 患病风险较高[28]。

许多报道表明社会经济地位和 T2D 之间呈负相关,研究横跨多个发展水平不同的国家和种族发现,糖尿病的发病率在欠发达国家更高。

服用药物过多可以引起胰岛素分泌下降,增加肝糖输出或增强胰岛素抵抗,从而损害机体对葡萄糖的耐受情况[29]。

干预的目标人群

国际糖尿病联盟(IDF)一致推荐同时开展基于总人群的糖尿病预防

项目和针对个体的糖尿病预防项目[30]。

总体方法

总体方法是以环境为基础,帮助总人群实现并维持健康生活方式的策略。总体方法需要国家糖尿病预防项目的支持。例如在英国进行的一项研究就得到了国家的支持,该研究鼓励实现 5 项降低糖尿病风险的健康行为目标,包括 BMI < 25 kg/m^2、脂肪摄入小于总能量摄入的 30%、饱和脂肪摄入小于总能量摄入的 10%,纤维摄入≥15 g/4 184 kJ、体育锻炼 > 4 小时/周[31]。

风险方法

目前一些国家推荐通过目标设定或者随机筛查的方法在实践中确定高风险个体。IDF 已经达成共识[30],推荐卫生保健服务人员在实施高风险个体随机筛查时可采用下列标准:肥胖、糖尿病家族史、年龄、高血压病史和(或)心脏病病史、GDM 病史、用药史。评估 T2D 和 CVD 的患病风险可以通过定量的方法进行,例如,化验血液、确定危险因素。接下来还需要将已确定的全部危险因素作为干预对象,进一步开展干预措施。

分层干预方法

IGT 个体患 T2D 的风险较高,同时单独的空腹血糖调节受损(IFG)或 MetS 个体患病风险也会增高。据报道,同时伴有两种或三种糖尿病前期症状的个体患病风险的概率尤其高,IGT ± IFG(± MetS)个体每年平均转化为糖尿病的概率大于 10%[22,32]。由于转化率高和资源有限,IMAGE项目提出了分层干预[33],分层干预旨在对患病风险最高的个体提供最大强度的干预措施,干预从患有 IGT ± IFG(± MetS)的人群开始,该人群享有最高的优先权,紧随其后的是患 IFG 和(或)MetS 的人群,他们有较高的优先权,超重、肥胖、高血压或缺乏身体活动的人群拥有中等级别的优先权,最后是普通人群,他们的优先权最低。

血糖异常的分类

根据血糖测量时间对糖代谢进行分类,即在空腹时测量血糖还是在口服葡萄糖耐量试验(OGTT)的多个时段测量血糖。

根据流行病学的研究,许多空腹血糖正常的受试者进行 OGTT 时,餐后血糖也会出现阳性结果[1,34]。也就是说对于糖尿病诊断,OGTT 比 FPG 更为敏感,OGTT 也是唯一检测糖耐量减低(IGT)的方法。然而,与此同时也存在一些反对 OGTT 的声音。应该使 OGTT 这项试验标准化,至少在非限制性的碳水化合物饮食 3 天后,才能进行 OGTT 试验。有人认为不适合在群体水平使用 OGTT,主要原因是该试验耗时长、价格贵且重复性低。但是由于糖尿病的预防需要鉴别高风险人群,所以必须强制实施一种明确的血糖分类方法。必须指出的是,绝大多数的干预试验包括 IGT 患者人群,如果不使用 OGTT,则需要慎重考虑使用某种有效方法去鉴别这一群体。此外,IGT 人群发展为 CVD 的风险同样很高。许多糖尿病前期个体,同时伴随着一些其他心血管疾病方面的危险因素,很多 IGT 个体在发展为糖尿病之前就已经发展为 CVD。

鉴于以上原因,强烈建议临床医生应尽可能准确地对异常血糖种类进行分类,确定患有糖耐量减低(IGT)的人群,应对 IGT 人群进行相关 CVD 的风险筛选,同时实现糖尿病和 CVD 的预防目标。但是采取预防措施之前,需要经过一段筛选过程,这一筛选过程要能够筛选出发展为糖尿病前期或发展为糖尿病机会较高的个体。

糖尿病高风险人群的检测:评分系统

综合所有的糖尿病危险因素,评估它们的作用是合理且具有吸引力的。许多评分方法被研制出来,用于筛选糖尿病风险事件(表 2.1)或筛选未被检查出的糖尿病(表 2.2),这些评分方法包括临床参数、生理参数和遗传参数等多种形式,其中临床参数是最常用的评分方法,既便宜、简单又实用。此外,在血糖测量的基础上增加生物参数通常并不能提高筛选性能。大多数情况下,那些希望知道他或她自己是否存在患病风险的个人会使用评分系统对自己进行评估。我们在这里介绍了一些在欧洲(FINDRISK)、美国(ADA 糖尿病风险评分)和亚洲发展完善的评分问卷。

芬兰风险评分问卷(FINDRISK)由 8 个需要打分的问题组成,测试总成绩能够判断糖尿病的患病风险,它可以预测未来 10 年发展为 T2D 的可能性。这个测试只需要几分钟就能完成。7 个被选出的与糖尿病风险明显相关的变量分别是:年龄、BMI、腰围、降压药的使用、血糖增高史(包括 GDM)、日常身体运动和每天的水果、蔬菜摄入量。根据每个变量在逻辑回归分析中获得的相对风险,赋予这些变量数值,总得分在 0 ~ 20 之间变化。尽管身体运动、水果和蔬菜的摄入与糖尿病风险增高没有太多关联,但是为了提高人群的意识,它们便出现在了评分系统中,帮助人们意识到改变生活方式的重要性。

此研究的局限性在于它只将需要使用药物治疗的糖尿病患者作为研究对象。虽然存在局限,但当得分≥9 时,评分系统的敏感性为 0.78,特异性为 0.77,阳性预测值为 0.13。1992 年一项独立的人口调查证实了糖尿病发病率预测得分系统的有效性,这个前瞻性随访研究为期 5 年[35],在德国[36]和法国[37]都有开展。在其他研究的基础上,糖尿病家族史最终被纳入测试,并获得了最高得分 26 分。随后在芬兰[38]、意大利[39]、希腊[40]以及法国的超重或肥胖女性中[41]也开展了评分系统活动,证实得分情况与目前未诊断出的 T2D 概率、糖尿病前期、MetS 和心血管疾病风险有关。总之,欧洲 FINDRISK 评分系统成功地将风险研究所需要的内容处理为一个简单的、无伤害的、廉价的评分工具。评分系统具有双重作用:检测未确诊的糖尿病患者和预测糖尿病的发生情况。

美国 ADA 风险评分仅包含临床参数(表 2.2)[42]。来自美国圣安东尼奥心脏研究的评分还包括 FPG 和 HDL(高密度脂蛋白)等参数,但是这些评分的预测效果并不比单独使用 FPG 的效果好[17]。

来自亚洲的评分系统显示出(与 ADA)相似的性质,其运用了相同的参数来预测糖尿病事件的发生和血糖代谢障碍的流行趋势。印度糖尿病风险评分主要针对未确诊的糖尿病患者,它是从金奈(印度)城乡流行病学研究(CURES)中发展起来的。这个简单的试验包含四个因素(年龄、腰围、糖尿病家族史以及运动情况),敏感性为 72%,特异性为 60%,阳性预测值为 17%,阴性预测值为 95%[43]。泰国则运用了一个简单的风险方程式(包括年龄、BMI、高血压)来界定糖尿病高风险人群,结果显示它能够检测出 87% 尚未诊断出糖尿病的患者[44]。近期报道了三个来自中国的评分系统,它们主要用于预测糖尿病的患病率[45,46]或异常的 OG-TT[47],通过简单的临床参数,如年龄、性别、BMI、高血压、血脂异常、糖尿病家族史和 GDM[46],或腰围、年龄、糖尿病家族史[45]进行预测。Liu 等人[47]表示,中国的研究小组将临床参数和生物参数相互联系,能够同时预测糖尿病的流行趋势和糖尿病事件。

评分系统的一些限制:

1. 进行筛选试验的问卷需要在一定的环境下使用。FINDRISK 可以当作一种自填式问卷,但是答案需要经过医生和护士的核对。

2. 更重要的是在全球范围内,得分性能是不同的。例如,四种已出版的筛选试验(鹿特丹糖尿病研究、剑桥风险评分、圣安东尼奥心脏研究和

表 2.1　筛选血糖代谢障碍的方法

数据源·随访时间（参考）	年龄（岁）	n	血糖代谢异常诊断结果	预测变量	受试者工作特征曲线（ROC 曲线）下面积
圣安东尼奥心脏研究[17]（7.5 年）	25~64	2 903	糖尿病（OGTT 或病史档案）	临床模型：年龄，性别，种族，空腹血糖，心脏收缩压，HDL 胆固醇，BMI，糖尿病家族史	0.84
				完整模型：包括餐后两小时血糖，舒张压，总胆固醇，LDL 胆固醇，甘油三酯	0.86
Rancho Bernardo 研究[68] 模型验证（5 年）	67±11	1 549	糖耐量减低	性别，年龄，甘油三酯，空腹血糖	
	70~79	2 503	糖尿病（病史档案）		0.71
社区动脉粥样硬化风险研究（9 年）[69]	45~64	7 915	糖尿病（OGTT 或病史档案）	模型 1：年龄，种族，腰围，身高，空腹血糖，收缩压，糖尿病家族史	0.78
				模型 2：外加 HDL 胆固醇和甘油三酯	0.80
芬兰糖尿病风险得分（FIN-DRISK）（10 年）[35] 模型验证	35~64	4 435	抗糖尿病治疗	年龄，BMI，腰围，抗高血压治疗，高血糖史	0.85
	45~64	4 615	抗糖尿病治疗		0.87
数据来源于胰岛素抵抗综合征流行病学研究（DESIR）（9 年）[37] 模型验证 SU. VI. MAX	30~65	3 817	空腹血糖 ≥7 mmol 治疗	临床模型：腰围，高血压和吸烟（男性）或家族史（女性）	0.71（男性）0.83（女性）
			空腹血糖 ≥7 mmol 或正在治疗		0.85
模型验证：E3N				自问式治疗	0.92

HDL，高密度脂蛋白；LDL，低密度脂蛋白；OGTT，口服葡萄糖耐量试验。

表 2.2 筛选 2 型糖尿病流行的方法

数据源	年龄（岁）	n	糖尿病诊断	预测变量	受试者工作特征曲线（ROC 曲线）下面积
"ADA" 风险得分第二次全国健康营养调查[42]	20~74	3 770	OGTT	年龄、性别、分娩巨大胎儿、种族、教育程度、肥胖、静坐生活方式、糖尿病家族史、使用抗高血压药物	0.78
Rotterdam 预测模型[51]	55~75	1 016	OGTT	模型 1：年龄、性别、存在肥胖、使用抗高血压药物；模型 2：+糖尿病家族史、身体活动不足、体重指数	模型 1：0.68，模型 2：0.74
模型验证：Hoorn 研究	50~74	2 364			
剑桥风险得分[70]	40~64	650	ES：OGTT WS：12 个月间，已经确诊的糖尿病	年龄、性别、体重指数、糖尿病家族史、使用抗高血压或类固醇药物、抽烟	
模型开发：*Ely 研究（ES）Wessex 研究（WS）					
模型验证：**Ely 研究[71]	40~64	528			0.80
	39~78	6 567	HbA1c≥7%		0.80
因特尔 99	30~60	3 250	OGTT	年龄、性别、体重指数、糖尿病家族史、已知糖尿病、身体运动	
模型开发：*因特尔 99[72] 模型验证：**因特尔 99	30~60	2 874			0.76
ADDITION 试点研究	40~69	1 028			0.80

* 代表研究总体的第一个一半；** 代表研究总体的第二个一半。

FINDRISK),当试验应用于德国人群(2000 年 KORA 调查)检测时,检测效能较低,造成这一现象的原因很可能是因为不同的人口具有不同的特征[48]。用 FINDRISK 检测血糖现况时发现,在有 2 型糖尿病家族史的德国人群[36]和阿曼人群[49]中,问卷的检测性能也较低。DETECT – 2 项目是一个合作性质的国际数据库,它能够处理在筛选 T2D 时出现的问题,项目强调种族和人口差异对筛选草案的影响[50]。9 个代表不同种族背景的人群(欧洲、美国、印度次大陆、亚洲、澳大利亚、太平洋岛屿和非洲)的数据被挑选出来。其中鹿特丹预测模型的性能[51]不稳定,敏感性、特异性和百分比都存在波动,变化范围分别是 12% ~57%、72% ~93% 和 2% ~25%,在非白人人群中评分系统的性能最差。

3. 一些筛选标准不一定适合亚洲人群,如 BMI、腰围等变量[45-47]。必须根据最终目标人群的特点,对糖尿病风险问卷或评分性能进行调整。

所有的这些筛选工具都有一个较高的阴性预测价值(94% ~98%),当检测结果为阴性时有很好的筛选意义。

完成糖尿病风险评分后,需要告知高风险人群其存在患病的可能性。

鉴别糖尿病高风险人群的策略

以社区为基础的策略

各种可行方法:

1. 用血糖测量来确定糖尿病前期的患病率,此方法还能筛查那些未诊断出的糖尿病患者。

2. 发放并收集糖尿病风险事件评估问卷,此方法不能确定人群目前的血糖状况。

3. 先用问卷进行糖尿病风险的初步筛选,根据问卷结果确定出一个高风险小组,在基线和随访过程中对该小组的人群进行有效的血糖测量。

IGLOO 研究采用了上述第 3 种方法[39]。第一步,先用 FINDRISK 问卷进行风险评分;第二步,得分≥9 的个体测定 FPG;第三步,如果 FPG 在 5.6 ~6.9 mmol/L 之间时,需要采用口服葡萄糖耐量试验(OGTT)。这种方法鉴别出 83% 的受试者患有 T2D,57% 的受试者患有 IGT,也就是说样本中需要进行 FPG 测量和 OGTT 的人群分别占 64% 和 38%[39]。

与 IDF 的研究相一致[30],最近 IMAGE 项目联盟建议卫生保健人员(包括全科医师、护士和药剂师)或网络工作人员先进行随机筛查,然后由医疗服务人员再次确认[33]。第一步筛查后，被认为存在糖尿病高风险的个人将进一步测量空腹血糖，或者进行 OGTT 以便更准确地确定他们的血糖状态。第二步是否进行取决于资源的有限程度。但不管怎么样，如果能测量餐后血糖将可以提高随机指血血糖的检测性能[52]。

以临床实践为基础的策略

筛选试验可以应用于常规临床实践中，但是十分耗时，建议首先选择那些至少存在一项明显危险因素的个体进行糖尿病风险筛查。目前已经提出了一些危险因素标准[30,53]。来自 IMAGE 项目联盟的标准概括于表 2.3 中。

OGTT 常常被用于一些特定的人群：先前有 GDM（妊娠期糖尿病）病史的女性和经历过急性冠状动脉综合征的患者。对有 GDM 病史的女性而言，与 OGTT 相比 FPG 的敏感性很差，波动范围是 16% ~ 89%[54-57]。此外在这些人群中，每 3 年一次的 OGTT 与 FPG 测量相比，每一例 T2D 的诊出，OGTT 的花费更少[58]。

未患糖尿病但是有急性冠状动脉综合征（ACS）的患者在出院[59]以及出院后的 2 个月[60]、3 个月[59]、12 个月[61]，有一个非常高的糖代谢异常趋势：大约有 1/3 的人群未来将患糖尿病、1/3 的人群为糖尿病前期。

表 2.3　在目标人群中筛查糖尿病的标准[33]

1. 年龄大于 40 岁的白人和大于 25 岁的黑人、亚洲人群及少数民族，并且至少伴随下列一项危险因素：
   - 一级亲属有糖尿病家族史，和（或）
   - BMI > 25 kg/m² ，和（或）
   - 白人、黑人男性的腰围 ≥ 94 cm；白人、黑人和亚洲女性的腰围 ≥ 80 cm；亚洲男性的腰围 ≥ 90 cm，和（或）
   - 收缩压 ≥ 140 mmHg 或舒张压 ≥ 90 mmHg 或正在进行高血压治疗，和（或）
   - HDL 胆固醇 ≤ 35 mg/dL（0.9 mmol）或甘油三酯 ≥ 200 mg/dL（2.2 mmol/L）或进行血脂异常治疗
2. 妊娠期糖尿病病史或出生体重 > 4 kg 的儿童
3. 暂时性诱导性糖尿病病史
4. 患缺血性心脏病、脑血管疾病或周围血管疾病
5. 患多囊卵巢综合征的女性并且 BMI ≥ 30 kg/m²
6. 存在严重心理健康问题和（或）长期服用抗精神病药物
7. 有 IGT 史或 IFG 史

BMI，体重指数；HDL，高密度脂蛋白；IFG，空腹血糖调节受损；IGT，糖耐量减低。

据报道,ACS 患者的糖尿病患病率几乎是与之条件匹配对照组的两倍[62]。糖尿病患病率在冠状动脉造影和选择性心脏病的患者中也非常高[63]。据报道,在没有 ACS 的受试者中[64],需要用 OGTT 对血糖状态进行分类。与其他研究相一致,仅测量 FPG 可能会漏诊 2/3 的 ACS 血糖异常患者[59,62]。IFG 的诊断临界值为 FPG > 5.5 mmol/L 而不是 > 6.0 mmol/L 时,仍然是这样的漏诊结果[65]。根据近期法国共识的声明,如果患者因为 ACS 入院治疗,且 HbA1c ≥ 6.5%,可以将该患者考虑为糖尿病,而那些否认之前患有糖尿病且 HbA1c < 6.5% 的患者,建议在 ACS 后的 7 ~ 28 天,使用 OGTT 再次确认是否患有糖尿病[66]。

在那些超重或肥胖的患者中,使用 FPG 诊断血糖代谢障碍的敏感性同样比使用 OGTT 敏感性低:使用 FPG 确诊糖尿病和血糖代谢障碍的比例分别是 33.3% 和 29.9%[67]。但是对所有的超重或肥胖的受试对象都采用 OGTT 诊断血糖代谢障碍可能比较繁琐且耗费时间。近期作者经过测试发现,OGTT 仅适用于那些临床得分较高或者 HbA1c 较高的肥胖女性[41]。敏感性和特异性最大临界值在不同的评分系统中是不同的:DE-SIR 评分和 Bondy 评分系统(一个新的简单的评分系统,仅使用腰围和年龄)的临界值是 4 分,FINDRISK 的临界值为 12 分,HbA1c 的值为 5.7%。整体上,这些策略致使 OGTT 的使用限制在人群总数的 40% ~ 60%,敏感性为 60% ~ 75%,然而在所有女性中单纯进行 FPG 测量以诊断血糖代谢障碍的敏感性是 27%。评分系统与 HbA1c 相比,评分系统策略较为经济[41]。

小结

测量高风险受试者的血糖情况对于及早诊断和控制 T2D、及早发现糖尿病前期的患者具有重要意义,患者将会从预防措施中受益。在总人群和目标人群中鉴别糖尿病和糖尿病前期的筛选策略可以根据流程(图2.1)进行。这种流程包含了评分系统和血糖测量的使用。

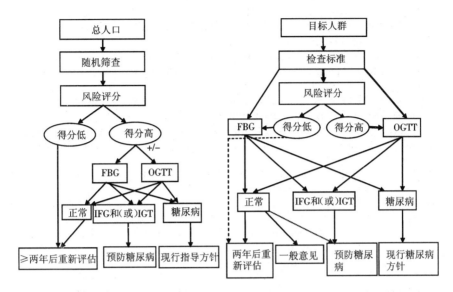

图 2.1　糖尿病和糖尿病前期的筛选策略[33]。FBG,空腹血糖值;IFG,空腹血糖调节受损;IGT,糖耐量减低;OGTT,口服葡萄糖耐量试验。

（蔡宝琪　译　毋中明　蔡雪芹　向莹莹　校）

参考文献

1. Decode Study Group. Age- and sex-specific prevalences of diabetes and impaired glucose regulation in 13 European cohorts. Diabetes Care 2003;26:61–9.

2. Lyssenko V, Almgren P, Anevski D, Perfekt R, Lahti K, Nissén M, et al. Predictors of and longitudinal changes in insulin sensitivity and secretion preceding onset of type 2 diabetes. Diabetes 2005;54:166–74.

3. Stolerman ES,Florez JC. Genomics of type 2 diabetes mellitus: implications for the clinician. Nat Rev Endocrinol 2009;5:429–36.

4. Umpierrez GE, Gonzalez A, Umpierrez D, Pimentel D. Diabetes mellitus in the Hispanic/Latino population: an increasing health care challenge in the United States. Am J Med Sci 2007;334:274–82.

5. Davis TM. Ethnic diversity in type 2 diabetes. Diabet Med 2008;25 Suppl 2:52–6.

6. Bellamy L, Casas JP, Hingorani AD, Williams D. Type 2 diabetes mellitus after gestational diabetes: a systematic review and meta-analysis. Lancet 2009;373:1773–9.

7. Aberg AE, Jonsson EK, Eskilsson I, Landin-Olsson M, Frid AH. Predictive factors of developing diabetes mellitus in women with gestational diabetes. Acta Obstet Gynecol Scand 2002;81:11–6.

8. Dabadghao P, Roberts BJ, Wang J, Davies MJ, Norman RJ. Glucose tolerance abnormalities in Australian women with polycystic ovary syndrome. Med J Aust 2007; 187:328–31.

9. Ehrmann DA, Barnes RB, Rosenfield RL, Cavaghan MK, Imperial J. Prevalence of impaired glucose tolerance and diabetes in women with polycystic ovary syndrome. Diabetes Care 1999;22:141–6.

10. Boomsma CM, Eijkemans MJ, Hughes EG, Visser GH, Fauser BC, Macklon NS. A meta-analysis of pregnancy outcomes in women with polycystic ovary syndrome. Hum Reprod Update 2006;12:673–83.

11. Colditz GA, Willett WC, Rotnitzky A, Manson JE. Weight gain as a risk factor for clinical diabetes mellitus in women. Ann Intern Med 1995;122:481–6.

12. Harder T, Rodekamp E, Schellong K, Dudenhausen JW, Plagemann A. Birth weight and subsequent risk of type 2 diabetes: a meta-analysis. Am J Epidemiol 2007;165: 849–57.

13. Hofman PL, Regan F, Jackson WE, Jefferies C, Knight DB, Robinson EM, et al. Premature birth and later insulin resistance. N Engl J Med 2004;351:2179–86.

14. Genuth S, Alberti KG, Bennett P, Buse J, Defronzo R, Kahn R, et al. Follow-up report on the diagnosis of diabetes mellitus. Diabetes Care 2003;26:3160–7.

15. Alberti KG, Zimmet PZ. Definition, diagnosis and classification of diabetes mellitus and its complications. Part 1: diagnosis and classification of diabetes mellitus provisional report of a WHO consultation. Diabet Med 1998;15:539–53.

16. Gerstein HC, Santaguida P, Raina P, Morrison KM, Balion C, Hunt D, et al. Annual incidence and relative risk of diabetes in people with various categories of dysglycemia: a systematic overview and meta-analysis of prospective studies. Diabetes Res Clin Pract 2007;78:305–12.

17. Stern MP, Williams K, Haffner SM. Identification of persons at high risk for type 2 diabetes mellitus: do we need the oral glucose tolerance test? Ann Intern Med 2002;136:575–81.

18. Third Report of the National Cholesterol Education Program (NCEP) Expert Panel on Detection, Evaluation, and Treatment of High Blood Cholesterol in Adults (Adult Treatment Panel III) final report. Circulation 2002;106:3143–421.

19. Alberti KG, Eckel RH, Grundy SM, Zimmet PZ, Cleeman JI, Donato KA, et al. Harmonizing the metabolic syndrome: a joint interim statement of the International Diabetes Federation Task Force on Epidemiology and Prevention; National Heart, Lung, and Blood Institute; American Heart Association; World Heart Federation; International Atherosclerosis Society; and International Association for the Study of Obesity. Circulation 2009;120:1640–5.

20. Ford ES, Li C, Sattar N. Metabolic syndrome and incident diabetes: current state of the evidence. Diabetes Care 2008;31:1898–904.

21. Hanley AJ, Karter AJ, Williams K, Festa A, D'Agostino RB Jr, Wagenknecht LE, et al. Prediction of type 2 diabetes mellitus with alternative definitions of the metabolic syndrome: the Insulin Resistance Atherosclerosis Study. Circulation 2005;112: 3713–21.

22. Lorenzo C, Williams K, Hunt KJ, Haffner SM. The National Cholesterol Education Program: Adult Treatment Panel III, International Diabetes Federation, and World Health Organization definitions of the metabolic syndrome as predictors of incident cardiovascular disease and diabetes. Diabetes Care 2007;30:8–13.

23. Barclay AW, Petocz P, McMillan-Price J, Flood VM, Prvan T, Mitchell P, et al. Glycemic index, glycemic load, and chronic disease risk: a meta-analysis of observational studies. Am J Clin Nutr 2008;87:627–37.

24. Due A, Larsen TM, Hermansen K, Stender S, Holst JJ, Toubro S, et al. Comparison of

the effects on insulin resistance and glucose tolerance of 6-mo high-monounsaturated-fat, low-fat, and control diets. Am J Clin Nutr 2008;87:855–62.

25. Martinez-Gonzalez MA, de la Fuente-Arrillaga C, Nunez-Cordoba JM, Basterra-Gortari FJ, Beunza JJ, Vazquez Z, et al. Adherence to Mediterranean diet and risk of developing diabetes: prospective cohort study. BMJ 2008;336:1348–51.

26. Jeon CY, Lokken RP, Hu FB, van Dam RM. Physical activity of moderate intensity and risk of type 2 diabetes: a systematic review. Diabetes Care 2007;30:744–52.

27. La Rosa E, Le Clesiau H, Valensi P. Metabolic syndrome and psychosocial deprivation. Data collected from a Paris suburb. Diabetes Metab 2008;34:155–61.

28. Knol MJ, Twisk JW, Beekman AT, Heine RJ, Snoek FJ, Pouwer F. Depression as a risk factor for the onset of type 2 diabetes mellitus: a meta-analysis. Diabetologia 2006;49:837–45.

29. Luna B, Feinglos MN. Drug-induced hyperglycemia. JAMA 2001;286:1945–8.

30. Alberti KG, Zimmet P, Shaw J. International Diabetes Federation: a consensus on type 2 diabetes prevention. Diabet Med 2007;24:451–63.

31. Simmons RK, Harding AH, Jakes RW, Welch A, Wareham NJ, Griffin SJ. How much might achievement of diabetes prevention behaviour goals reduce the incidence of diabetes if implemented at the population level? Diabetologia 2006;49:905–11.

32. de Vegt F, Dekker JM, Jager A, Hienkens E, Kostense PJ, Stehouwer CD, et al. Relation of impaired fasting and postload glucose with incident type 2 diabetes in a Dutch population: The Hoorn Study. JAMA 2001;285:2109–13.

33. Paulweber B, Valensi P, Lindstrom J, Lalic NM, Greaves CJ, McKee M, et al. A European evidence-based guideline for the prevention of type 2 diabetes. Horm Metab Res 2010;42(Suppl 1):S3–36.

34. Qiao Q, Hu G, Tuomilehto J, Nakagami T, Balkau B, Borch-Johnsen K, et al. Age- and sex-specific prevalence of diabetes and impaired glucose regulation in 11 Asian cohorts. Diabetes Care 2003;26:1770–80.

35. Lindstrom J, Tuomilehto J. The diabetes risk score: a practical tool to predict type 2 diabetes risk. Diabetes Care 2003;26:725–31.

36. Bergmann A, Li J, Wang L, Bornstein SR, Schwarz PE. A simplified Finnish diabetes risk score to predict type 2 diabetes risk and disease evolution in a German population. Horm Metab Res 2007;39:677–82.

37. Balkau B, Lange C, Fezeu L, Tichet J, de Lauzon-Guillain B, Czernichow S, et al. Predicting diabetes: clinical, biological, and genetic approaches: data from the Epidemiological Study on the Insulin Resistance Syndrome (DESIR). Diabetes Care 2008;31:2056–61.

38. Saaristo T, Peltonen M, Lindstrom J, Saarikoski L, Sundvall J, Eriksson JG, et al. Cross-sectional evaluation of the Finnish Diabetes Risk Score: a tool to identify undetected type 2 diabetes, abnormal glucose tolerance and metabolic syndrome. Diab Vasc Dis Res 2005;2:67–72.

39. Franciosi M, De Berardis G, Rossi MC, Sacco M, Belfiglio M, Pellegrini F, et al. Use of the diabetes risk score for opportunistic screening of undiagnosed diabetes and impaired glucose tolerance: the IGLOO (Impaired Glucose Tolerance and Long-Term Outcomes Observational) study. Diabetes Care 2005;28:1187–94.

40. Makrilakis K, Liatis S, Grammatikou S, Perrea D, Stathi C, Tsiligros P, et al. Validation of the Finnish diabetes risk score (FINDRISC) questionnaire for screening for undiagnosed type 2 diabetes, dysglycaemia and the metabolic syndrome in Greece. Diabetes Metab 2011;37:144–51.

41. Cosson E, Chiheb S, Hamo-Tchatchouang E, Nguyen MT, Aout M, Banu I, et al. Use of clinical scores to detect dysglycemia in overweight or obese women. Diabetes Metab 2012;38:217–224.

42. Herman WH, Smith PJ, Thompson TJ, Engelgau MM, Aubert RE. A new and simple questionnaire to identify people at increased risk for undiagnosed diabetes. Diabetes Care 1995;18:382–7.

43. Mohan V, Deepa R, Deepa M, Somannavar S, Datta M. A simplified Indian Diabetes Risk Score for screening for undiagnosed diabetic subjects. J Assoc Physicians India 2005;53:759–63.

44. Keesukphan P, Chanprasertyothin S, Ongphiphadhanakul B, Puavilai G. The development and validation of a diabetes risk score for high-risk Thai adults. J Med Assoc Thai 2007;90:149–54.

45. Gao WG, Dong YH, Pang ZC, Nan HR, Wang SJ, Ren J, et al. A simple Chinese risk score for undiagnosed diabetes. Diabet Med 2010;27:274–81.

46. Ko G, So W, Tong P, Ma R, Kong A, Ozaki R, et al. A simple risk score to identify Southern Chinese at high risk for diabetes. Diabet Med 2010;27:644–9.

47. Liu M, Pan C, Jin M. A Chinese diabetes risk score for screening of undiagnosed diabetes and abnormal glucose tolerance. Diabetes Technol Ther 2011;13:501–7.

48. Rathmann W, Martin S, Haastert B, Icks A, Holle R, Löwel H, et al. Performance of screening questionnaires and risk scores for undiagnosed diabetes: the KORA Survey 2000. Arch Intern Med 2005;165:436–41.

49. Al-Lawati JA, Tuomilehto J. Diabetes risk score in Oman: a tool to identify prevalent type 2 diabetes among Arabs of the Middle East. Diabetes Res Clin Pract 2007;77: 438–44.

50. Glumer C, Vistisen D, Borch-Johnsen K, Colagiuri S; DETECT-2 Collaboration. Risk scores for type 2 diabetes can be applied in some populations but not all. Diabetes Care 2006;29:410–4.

51. Baan CA, Ruige JB, Stolk RP, Witteman JC, Dekker JM, Heine RJ, et al. Performance of a predictive model to identify undiagnosed diabetes in a health care setting. Diabetes Care 1999;22:213–9.

52. Engelgau MM, Thompson TJ, Smith PJ, Herman WH, Aubert RE, Gunter EW, et al. Screening for diabetes mellitus in adults: the utility of random capillary blood glucose measurements. Diabetes Care 1995;18:463–6.

53. ADA. Clinical practice recommendations 2008. Diabetes Care 2008;31:S1–S110.

54. Bennett WL, Bolen S, Wilson LM, Bass EB, Nicholson WK. Performance characteristics of postpartum screening tests for type 2 diabetes mellitus in women with a history of gestational diabetes mellitus: a systematic review. J Womens Health (Larchmt) 2009;18:979–87.

55. Kwong S, Mitchell RS, Senior PA, Chik CL. Postpartum diabetes screening: adherence rate and the performance of fasting plasma glucose versus oral glucose tolerance test. Diabetes Care 2009;32:2242–4.

56. Ferrara A, Peng T, Kim C. Trends in postpartum diabetes screening and subsequent diabetes and impaired fasting glucose among women with histories of gestational diabetes mellitus: a report from the Translating Research Into Action for Diabetes (TRIAD) Study. Diabetes Care 2009;32:269–74.

57. Flack JR, Payne TJ, Ross GP. Post-partum glucose tolerance assessment in women diagnosed with gestational diabetes: evidence supporting the need to undertake an

oral glucose tolerance test. Diabet Med 2010;27:243–4.

58. Kim C, Herman WH, Vijan S. Efficacy and cost of postpartum screening strategies for diabetes among women with histories of gestational diabetes mellitus. Diabetes Care 2007;30:1102–6.

59. Norhammar A, Tenerz A, Nilsson G, Hamsten A, Efendíc S, Rydén L, et al. Glucose metabolism in patients with acute myocardial infarction and no previous diagnosis of diabetes mellitus: a prospective study. Lancet 2002;359:2140–4.

60. Bartnik M, Rydén L, Ferrari R, Malmberg K, Pyörälä K, Simoons M, et al. The prevalence of abnormal glucose regulation in patients with coronary artery disease across Europe. The Euro Heart Survey on diabetes and the heart. Eur Heart J 2004;25:1880–90.

61. Wallander M, Malmberg K, Norhammar A, Rydén L, Tenerz A. Oral glucose tolerance test: a reliable tool for early detection of glucose abnormalities in patients with acute myocardial infarction in clinical practice: a report on repeated oral glucose tolerance tests from the GAMI study. Diabetes Care 2008;31:36–8.

62. Bartnik M, Malmberg K, Hamsten A, Efendic S, Norhammar A, Silveira A, et al. Abnormal glucose tolerance: a common risk factor in patients with acute myocardial infarction in comparison with population-based controls. J Intern Med 2004; 256:288–97.

63. Kowalska I, Prokop J, Bachórzewska-Gajewska H, Telejko B, Kinalskal I, Kochman W, et al. Disturbances of glucose metabolism in men referred for coronary arteriography: postload glycemia as predictor for coronary atherosclerosis. Diabetes Care 2001;24:897–901.

64. Is fasting glucose sufficient to define diabetes? Epidemiological data from 20 European studies. The DECODE-study group. European Diabetes Epidemiology Group. Diabetes Epidemiology: Collaborative analysis of Diagnostic Criteria in Europe. Diabetologia 1999;42:647–54.

65. Bartnik M, Rydén L, Malmberg K, Ohrvik J, Pyörälä K, Standl E, et al. Oral glucose tolerance test is needed for appropriate classification of glucose regulation in patients with coronary artery disease: a report from the Euro Heart Survey on Diabetes and the Heart. Heart 2007;93:72–7.

66. Vergès B, Avignon A, Bonnet F, Catargi B, Cattan S, Cosson E, et al. Consensus statement on the care of the hyperglycaemic/diabetic patient during and in the immediate follow-up of acute coronary syndrome. Diabetes Metab 2012;38:113–27.

67. Cosson E, Hamo-Tchatchouang E, Banu I, Nguyen MT, Chiheb S, Ba H, et al. A large proportion of prediabetes and diabetes goes undiagnosed when only fasting plasma glucose and/or HbA1c are measured in overweight or obese patients. Diabetes Metab 2010;36:312–8.

68. Kanaya AM, Wassel Fyr CL, de Rekeneire N, Shorr RI, Schwartz AV, Goodpaster BH, et al. Predicting the development of diabetes in older adults: the derivation and validation of a prediction rule. Diabetes Care 2005;28:404–8.

69. Schmidt MI, Duncan BB, Bang H, Pankow JS, Ballantyne CM, Golden SH, et al. Identifying individuals at high risk for diabetes: The Atherosclerosis Risk in Communities study. Diabetes Care 2005;28:2013–8.

70. Griffin SJ, Little PS, Hales CN, Kinmonth AL, Wareham NJ. Diabetes risk score: towards earlier detection of type 2 diabetes in general practice. Diabetes Metab Res Rev 2000;16:164–71.

71. Park PJ, Griffin SJ, Sargeant L, Wareham NJ. The performance of a risk score in predicting undiagnosed hyperglycemia. Diabetes Care 2002;25:984–8.

72. Glümer C, Carstensen B, Sandbaek A, Lauritzen T, Jørgensen T, Borch-Johnsen K; inter99 study. A Danish diabetes risk score for targeted screening. Diabetes Care 2004;27:727–33.

第3章
糖尿病前期诊断和糖尿病预防

Martin Buysschaert, *Michael Bergman*

引言

2型糖尿病是一种代谢紊乱性疾病,过量产生的葡萄糖没有得到充分利用,造成了机体高糖状态,高糖血症是糖尿病的一个重要标志。胰岛素抵抗伴或不伴胰岛素分泌不足导致了病情的发展,以前将这种现象称为非胰岛素依赖型糖尿病或成人发病型糖尿病[1,2]。世界卫生组织(WHO)称,全球有超过1.8亿人正遭受着糖尿病的影响,到2030年这一数字将增长两倍[3]。糖尿病患者的长期高血糖状态会造成多种器官损害,尤其是眼睛、肾脏、神经和心血管系统[4]。

在糖尿病发病前的几年,个体将会出现明显的"血糖紊乱",静脉血糖虽然没有达到糖尿病的诊断标准,但却比正常血糖水平高[1,5]。需要强制实施"糖尿病前期"诊断工作,因为大量临床研究表明,许多糖代谢紊乱的个体不久将会发展成为糖尿病患者,同时慢性并发症的患病风险也会增加,尤其是心血管疾病并发症[6-12]。

血糖代谢紊乱是糖尿病前期的主要生化标志,在2010年之前,美国科学社推荐用血糖测量的方法排除糖尿病前期。目前血糖测量方法主要是空腹血糖值(FPG)或75 g口服葡萄糖耐量试验(OGTT)两小时血糖值。在过去的几十年,糖尿病前期血糖诊断标准的临界值被反复修订。美国国家糖尿病数据组(NDDG)于1979年提出"糖耐量"的概念,"糖耐量"被定义为是血糖代谢的一个中间状态,即血糖代谢处于正常血糖代谢和糖尿病之间[5]。这个标准由WHO于1980年公布[13]。1997年,美国糖尿病协会(ADA)和国际糖尿病联盟(IDF)共同召开了国际专家委员会(IEC),介绍了"糖尿病前期"这一术语的临床本质,即包括两项病理生理紊乱:空腹血糖调节受损(IFG)和葡萄糖耐量减低(IGT)[1]。

这一章给出了以下概述:①历史上有关糖尿病前期的概念;②目前糖尿病前期的诊断标准,此诊断标准的确立是基于以往一直采用的血糖值标准[FPG 和(或)OGTT]和最近新采用的 HbA1c(糖化血红蛋白)标准。

历史概况

NDDG 制订了一套标准来定义糖尿病和与糖耐量有关的糖尿病前期状态[5]。糖尿病的确诊标准在本质上是基于普通人群的血糖分布情况和个体水平的血糖浓度,血糖浓度能够预测糖尿病视网膜病变的发展[14]。糖尿病的定义标准是 FPG≥140 mg/dL,或者口服糖耐量试验两小时血糖值≥200 mg/dL。糖耐量异常的定义是 FPG <140 mg/dL,OGTT 两小时血糖值为 140～199 mg/dL,在 30、60 或 90 分钟的血糖浓度至少有一项≥200 mg/dL(表 3.1)。WHO 支持这些推荐的诊断标准。但 WHO 声明如果 FPG <140 mg/dL,OGTT 两小时血糖水平在 140～199 mg/dL 之间就可以被定义为葡萄糖耐量减低。因为这样既简化了测量过程,又充分考虑到了 OGTT 两小时血糖值和微血管并发症进展的关系,检验不再考虑其他时段的血糖测量值(30、60、90 分钟的血糖值)[13]。

1977 年,IEC(由 ADA 和 IDF 召开)依据最初 NDDG 报告后新的有用信息,重新定义了糖尿病的诊断标准[1]。其中的一个目标是将 FPG 和 OGTT 两小时血糖值等价为明确的糖尿病诊断标准;如果一项达到诊断标准,另一项很可能也同时达标。IEC 调整了糖尿病诊断标准,保留了餐后两小时血糖值≥200 mg/dL 这一充分条件,但将 FPG 值下调为≥126 mg/dL(之前是≥140 mg/dL)。为证实下调 FPG 诊断临界的合理性,IEC 将新的诊断标准(≥126 mg/dL)与糖尿病视网膜病变进展相联系,研究了印第安人、埃及人和在第三次全国健康营养调查研究(NHANES Ⅲ)中选出的部分群体的血糖和视网膜情况[1]。新的诊断标准还包括在出现糖尿病症状时,随机血糖值≥200 mg/dL。

考虑到以上这些变化,新的"糖耐量"诊断标准逐步被采用。IEC 定义了两个新的介于血糖正常稳定状态和糖尿病之间的中间状态。空腹血糖值在 110～125 mg/dL 水平时被定义为 IFG,OGTT 两小时血糖在 140～199 mg/dL 之间被定义为 IGT。在新的分类中,这些代表不同病理生理过程的状态被称为"糖尿病前期"。对于糖尿病的筛查应首选 FPG,当 FPG 正常但仍怀疑患有糖尿病时采用 OGTT 进行诊断。WHO 随后采纳了

表 3.1　糖尿病和"血糖代谢紊乱"的标准

		糖尿病	"血糖代谢紊乱"	
NDDG　(1979)[5]	空腹血糖[a]	≥140(7.8)	<140(7.8)	
国家糖尿病数据组	随机血糖	明确升高	—	[GI][d]
	症状	++	—	
	OGTT(120 min)	≥200(11.1)[b]	140~199 (7.8~11.0)	
WHO	空腹血糖	≥126(7.0)	110~125(6.1~6.9)	[IFG[d]]
(1980,2006,2011)[13,18,25]	随机血糖	≥200(11.1)	—	
世界卫生组织	症状	++	—	
	OGTT(120 min)	≥200(11.1)	140~199(7.8~11.0)	[IGT[d]]
	HbA1c(%)	≥6.5		
专家委员会	空腹血糖	≥126(7.0)	110~125(6.1~6.9)	[IFG[d]]
(1997)[1]c	随机血糖	≥200(11.1)	—	
糖尿病诊断及分	症状	++	—	
类专家委员会	OGTT(120 min)	≥200(11.1)	140~199 (7.8~11.0)	[IGT[d]]
专家委员会	空腹血糖	≥126(7.0)	100~125(5.6~6.9)	[IFG[d]]
(2003)[16]c	随机血糖	≥200(11.1)	—	
糖尿病诊断及分	症状	++	—	
类专家委员会	OGTT(120 min)	≥200(11.1)	140~199 (7.8~11.0)	[IFG[d]]
ADA(2010)[21]c	空腹血糖	≥126(7.0)	100~125(5.6~6.9)	[IFG[d]]
美国糖尿病协会	随机血糖	≥200(11.1)	—	
	症状	++	—	
	OGTT(120 min)	≥200(11.1)	140~199(7.8~11.0)	[IGT[d]]
	HbA1c(%)	≥6.5	5.7~6.4	[IFG/IGT][d]

[a] 血糖值单位为 mg/dL(mmol/L)。

[b] 此外在其他时间点上(30、60、90 分钟)的第二次测量值需 ≥200 mg/dL(11.1 mmol/L)。

[c] 二次测量后才能确认诊断结果(缺乏明确的临床症状时)。

[d] GI,糖耐量;IFG,空腹血糖调节受损;IGT,糖耐量减低。IFG 和(或)IGT 都被认为是"糖尿病前期"。

IEC/ADA/IDF 的多数结论,并明确了 IFG 个体需要用 OGTT 来排除 IGT 和糖尿病[15]。

　　先前诊断为 IFG 的空腹血糖变动范围在 110~125 mg/dL 之间,但 2003 年以后,这一标准被进一步下调至 100~125 mg/dL[16]。做出这一决定的主要原因是基于相关的数据分析,空腹血糖在 100 ~ 109 mg/dL 之间的个体已经存在不断增加的 2 型糖尿病患病风险,这一标准也使 IFG 患病率与 IGT 患病率相接近。与预期结果相同,诊断标准的下调使总体 IFG 患病率增加了 3 ~ 4 倍。但一些专家并不支持后面这一改变[17],WHO 也仍然沿用之前的 FPG 范围(110 ~ 125 mg/dL)来定义 IFG[18]。由于目前缺少测定标准,所以在一定程度上暂时不推荐使用 HbA1c 诊断糖尿病前期。

2009 年,在回顾了大量生物学和流行病学证据后,IEC(包括 ADA、IDF 和研究糖尿病的欧洲联盟代表)建议糖尿病和糖尿病前期的诊断可以借助 HbA1c(HbA1c 能反映出测量前 2 ~ 3 个月的血糖平均浓度)[19-22]。许多研究指出当 HbA1c 约为 6.5% 时,视网膜病变的风险增加(这与对应的 FPG 和 IGT 发生风险相一致)[23,24]。因此,当 HbA1c ≥ 6.5% 时可以诊断为糖尿病,当个体 HbA1c ≥ 5.7% ~ 6.4% 时可以诊断为糖尿病前期或"存在糖尿病患病风险"。IEC 表示 HbA1c 的变化范围(≥ 6.0% 并 <6.5%)代表着最高的糖尿病患病风险,当个体 HbA1c <6% 时,同样也需要关注糖尿病患病风险,尤其是还存在其他的风险因素时更需要注意发病风险[20]。WHO 表示赞同使用 HbA1c(≥6.5%)作为糖尿病诊断指标,但不赞同 HbA1c 作为诊断糖尿病前期的诊断指标[25]。

现行的糖尿病前期定义、机制和结局

自 2010 年以来,ADA 临床实践指南将糖尿病前期("不断增高的糖尿病患病风险")定义为 IFG(空腹血糖值在 100 ~ 125 mg/dL 之间)或 IGT(OGTT 两小时血糖值在 140 ~ 199 mg/dL 之间)(表 3.2)。该建议同时还声明 HbA1c 在 5.7% ~ 6.4% 之间的个体可以被认为患糖尿病的风险逐渐增加,应该采用糖尿病前期这一术语描述该状态[21,26]。

单独患有 IFG 的人群显著存在肝脏胰岛素抵抗,但肌肉胰岛素敏感性正常,然而单独患有 IGT 的个体肝脏胰岛素敏感性正常或仅轻微减少,但存在中等甚至严重的肌肉胰岛素抵抗。同时患有 IFG 和 IGT 的个体存在肝脏和肌肉胰岛素双重抵抗。单独患有 IFG 的个体,在静脉葡萄糖耐量试验中的第一时相(0 ~ 10 分钟)胰岛素分泌减弱,在口服葡萄糖试验的早期(前 30 分钟)胰岛素应答下降,然而口服葡萄糖耐量试验的后期(60 ~ 120 分钟)胰岛素分泌正常。IGT 患者对口服糖耐量试验的反应在早期阶段也存在胰岛素分泌缺陷,但是他们在后期还出现了胰岛素分泌

表 3.2　增高的糖尿病风险(糖尿病前期)[a,b]

FPG 100~125mg/dL(5.6~6.9mmol/L)	→	IFG
FPG < 100 mg/dL(5.6 mmol/L)		
75 g OGTT 两小时血糖:140~199 mg/dL	→	IGT
(7.8~11.0 mmol/L)		
HbA1c:5.7%~6.4%	→	IFG/IGT

FPG,空腹血糖;IFG,空腹血糖调节受损;IGT,糖耐量减低;OGTT,口服葡萄糖耐量试验。

[a]对于以上三种测试,美国糖尿病协会声明,糖尿病风险在变动范围最低值以下也持续存在,并且数值截点越高患病风险不成比例的增高。

[b]相同的试验需要被重复以得出一个阳性试验结果来证实结论。

Source: Adapted from the International Expert Committee[20] and American Diabetes Association[21,26].

缺陷。HbA1c 能够捕获近 2~3 个月的血糖整体情况,但不能具体说明血糖异常是餐前和(或)餐后血糖水平异常造成的结果[27]。

糖尿病前期是下列事件的预示性风险因素:①糖尿病进展的风险因素;②心脑血管(也可能是微血管)并发症增高的风险因素。现行的观察性研究得出的估计值表明在随后的 3~8 年,25%~40% 的糖尿病前期患者将会发展为糖尿病[28]。血糖正常的个体平均每年发展为糖尿病的风险大约是 0.7%,与血糖正常的个体相比,糖尿病前期个体的患病风险是 5%~10%[8]。同时患 IFG 和 IGT 的受试者发病率最高,单独患 IFG 或 IGT 的受试者的发病率也相对较高。此外,纵向研究表明糖尿病前期主要与心血管风险事件的增高有关,与 IFG 相比,IGT 和 HbA1c 是更强的风险预测因子[9,29-31]。

糖尿病前期的检测:涉及有关方法学和流行病学方面的知识

开展糖尿病前期检测使我们能用强化管理的方法延缓糖尿病病情的发展,预防慢性并发症的发生。但是,已出版的文献缺乏相关筛选步骤的共识,文献并未明确哪一种糖尿病前期筛选步骤(FPG、OGTT、HbA1c)是最恰当的。

FPG、OGTT 和 HbA1c:一个来自方法学的观点

目前普遍认为 FPG 是糖尿病前期的最好诊断标准。由于自动化血

糖检测工具的普及,FPG 测量变得简单易行且花费少。而 OGTT 作为另一种检验糖尿病前期的"金标准"同样被使用了许多年[32]。

FPG/OGTT 测量也存在缺陷。生物个体间存在的差异、个体内部出现的变异、血糖测定时环境不同和结果分析差异都能影响诊断结果的准确性,因此血糖测量(FPG/OGTT)受到了制约。此外,OGTT(耗时、费用更高)的重复性较差[32-34]。

最近已将 HbA1c 纳入可供选择的糖尿病前期诊断方法之一,目前该试验逐渐被标准化,试验结果较为一致,可以应用于普通人群[21]。与 FPG、OGTT 血糖检测标准相比,HbA1c 有一些显著的优势。受试者不需要禁食,在任何时间都可以进行测量。试验几乎不存在个体内变异且血糖测定时稳定性较好、分析结果可变性较低。HbA1c 的缺点是在不同个体间测量值差异较大,这主要是因为不同个体的 HbA1c 数值不同,除非个体的血糖浓度相似。与白种人相比,非裔美国人和墨西哥裔美国人的 HbA1c 水平更高[35,36]。此外,测量 HbA1c 时还需考虑一些其他因素,包括红细胞寿命缩短、急性失血和(或)输液,这些因素能降低 HbA1c 数值、缺铁性贫血、高甘油三酯血症、尿毒症和(或)酗酒这些因素能轻度增高 HbA1c 的数值水平。如果测量时使用了恰当的测量方法(如高效液相色谱法),不需要对变异的血红蛋白进行干预也能得出准确数值[32-34]。因此,一般来说,对于绝大多数个体,可以准确测量 HbA1c 数值[37]。

FPG、OGTT 和 HbA1c:一个来自流行病学的观点

几十年来,一直依据 FPG 和(或)OGTT 两小时血糖值的测量结果作为糖尿病前期的诊断标准。由于在空腹血糖浓度增高之前,出现餐后血糖浓度增高的现象十分常见,所以普遍认为 OGTT 两小时血糖浓度是机体糖稳态破坏的早期标志,也是糖尿病进展风险的可靠预测因子。与 FPG 相比,OGTT 也是心血管疾病发病率和死亡率的有效预测因子,这一结论在 DECODE 研究中被证实,最近 Ning 等人[38]对血糖正常的受试者进行的试验也支持该结论。就 HbA1c 而言,与 ADA 的建议相一致,Bonora 等人[39]已证明在 15 年的随访中,"高于正常水平"的 HbA1c 对于糖尿病进展是一个独立的风险因素。当 HbA1c 在基线水平为 6.00% ~ 6.49% 之间时(参考范围 5.00% ~5.49%),糖尿病相对风险比是 12.5 (95% CI 5.51 ~ 28.34)。Heianza 等人[40]和 Inoue 等人[41]也表示,HbA1c 的预测值范围(5.7% ~6.4%)与 IFG 评估结果相似。根据临床试验结果,将 HbA1c 作为可供选择的糖尿病(及糖尿病前期)诊断标准,

试验结果证实,当 HbA1c 水平开始接近 6.5% 时,HbA1c 浓度与微血管并发症、视网膜病变发病率存在强烈相关性[20,22,24]。HbA1c 也被认为是心血管疾病患病率和死亡率较好的预测因子[9]。经过多重校正后,HbA1c 在 5.5% ~6.0% 和 6.0% ~6.5% 范围上的相对风险比分别是 1.78(95% CI 1.48 ~2.45)和 1.25(95% CI 1.53 ~2.48)[9]。近期,Paynter 等人[42] 发现与用于糖尿病诊断相比,HbA1c 作为风险等价物,显著提高了心血管风险的预测能力。

　　然而,将 HbA1c 用于检测糖尿病前期也受到了一些质疑[43]。Cowie 等人[44] 发现与使用 FPG 和 OGTT 检测相比,使用 HbA1c(参考值为 6.0% ~6.5%)对人群检测后,在未确诊的"糖尿病高危人群"中糖尿病和糖尿病前期检出的患病率大幅下降[3.4% 对 29%(联合 IFG 和 IGT)]。与之相类似,Olson 等人[45] 将 HbA1c(范围为 6.0% ~6.4% 和 5.7% ~6.4%)和 OGTT 的性能相比较,总结出以 HbA1c 为标准进行筛选时敏感性较差。Mann 等人[28] 的报告表明,以 HbA1c 为标准,美国成年人糖尿病前期的患病率是 12.6%,而以 FPG 为标准患病率为 28.2%,采用 HbA1c 诊断糖尿病前期时,敏感性和特异性分别是 27% 和 93%,该报告基于 1999 ~2006 年"全国健康和营养调查研究"(NHANES)的数据。中国的 Zhou 等人[46] 和日本的 Heianza 等人[40] 扩展了用 HbA1c 作为诊断标准的观察研究,明确了空腹血糖的诊断性能强于 HbA1c。在不同人种间 HbA1c 数值存在差异的背景下,Mohan 等人[47] 建议西方人群和非西方人群的糖尿病前期诊断标准应有所区别,例如,亚洲印度人的最佳诊断阈值应为 5.6%。在胰岛素抵抗和动脉粥样硬化的研究中,血糖标准与 HbA1c 相比表现出与胰岛素抵抗、胰岛素分泌更准确的相关性[48]。HbA1c 的糖尿病诊断特性同样受到了争论[45,49,50]。也就是说,当使用 HbA1c 作为糖尿病前期的诊断方法时,可能导致大量未患 IFG 的受试者被重新分类为糖尿病前期[28]。来自 Abdul-Ghani 等人[51] 的调查结果能够间接解释后面的观察结果,他们证实餐后 1 小时血糖(在餐后 2 小时血糖正常的情况下)与 2 型糖尿病的发病率增高有关。

我们目前处于什么阶段?

　　出于临床分类的目的,方便定义新的病生理实体,我们需要明确血糖和(或)HbA1c 的诊断临界值。但糖尿病前期需要更多地被考虑为是糖尿病和心血管疾病的一种风险因素,而不是一种临床实体[20]。确定处于糖尿病前期阶段后,应采取早期干预和管理来延缓糖尿病进程,预防慢性并发症的发展,尤其是大血管病变。需要注意的是,糖尿病的演变是一个连续过程,病情的演变可以发生在目前血糖和 HbA1c 诊断值以下的区域内。Shaw 等人[52]、Tirosh 等人[53]和 Nichols 等人[54]报道称,在目前普遍接受的 FPG 正常水平范围内糖尿病风险已经有所增加。因此,FPG 在 90～94 mg/dL 水平时,发展为糖尿病的风险比 FPG 小于 85 mg/dL 时高了49%[54]。在此研究中,除空腹血糖值以外,较重的体重和较高的甘油三酯水平进一步增加了发展为糖尿病的风险。与之相类似,Brambilla 等人[55]发现血糖范围在 91～99 mg/dL 时,相对风险比是 2.03(95% CI 1.18～3.50),血糖范围在 83～90 mg/dL 时,相对风险比是 1.42(0.42～4.74)。

Hoogwerf 等人[56]和 Selvin 等人[9]的发现与之类似,他们的研究表明确实有证据证实在糖尿病前期临界值以下的区域,血糖和(或)HbA1c 与心血管疾病风险的曲线关系仍继续存在。与 ADA 的建议相一致,Bergman[57]、Buysschaert 和 Bergman[58]注意到由于存在其他因素,"血糖正常"的患者可能已经面临着患病风险[47,48]。Tabak 等人[59]发现在糖尿病确诊前的 3～6 年,空腹血糖、餐后血糖和胰岛素敏感性已经明显偏离了正常线性轨道。目前提出了一个"个体化"血糖简介,它可以对指定个体逐渐恶化的血糖进行预测并鼓励采取早期干预[60]。然而,将个体化水平血糖代谢逐渐恶化的独立个体置于总体水平时,其血糖代谢水平很可能没有异常。需要通过进一步研究,更好地了解"连续血糖理论"的临床试验结果。

目前一共有三种糖尿病前期筛选方法。从 HbA1c 具有许多临床优势的角度看,应该呼吁将 HbA1c 作为大多数初级保健机构筛查时的首选方法。单独将 HbA1c 作为诊断标准时,可能使一大部分患者重新被分类,先前认为患有糖尿病前期的个体将被重新定义为血糖正常,而之前未患 IFG 的个体将被分类为糖尿病前期[28]。然而这些观察结果仍然不是十分清晰。因此在指定分割点上,HbA1c 较低的敏感性将会抵消它在实用性方面的优势[21]。Bonora 和 Tuomilehto[61]建议同时使用 FPG 和 HbA1c 是最合理的选择。Misra、Garg[62]和 Heienza 等人[40]强调同时使用 FBG 和 HbA1c 同样会鉴定出更多存在糖尿病和心血管疾病风险的受试者。如果两项测试结果都高于诊断临界值就可以确诊为糖尿病前期。如果两项结果未同时达标,重复进行数值高于诊断临界值的那一项检测方法,根据第二次的检测结果做出诊断。血糖与 HbA1c 的利弊研究需要进一步开展,直至达成循证共识。

总的来说,由于从糖尿病前期过渡到糖尿病具有显著的临床意义,因此有足够理由在目前 ADA 推荐的诊断方法上,使用更加精确的方法去识别"不断增高的风险"。如果出现风险增高,即可开展具有长期潜在效益的预防策略。今后,诊断方法将会根据其他临床数据和流行病学研究做出进一步改进。

(何丽雯 译 毋中明 王才娟 王开放 校)

参考文献

1. Expert Committee on the Diagnosis and Classification of Diabetes Mellitus. Report of the Expert Committee on the Diagnosis and Classification of Diabetes Mellitus. Diabetes Care 1997;20:1183–97.
2. Ferrannini E, Nannipieri M, Williams K, Gonzales C, Haffner SM, Stern MP. Mode of onset of type 2 diabetes from normal or impaired glucose tolerance. Diabetes 2004;53:160–5.
3. Wild S, Roglic G, Green A, Sicree R, King H. Global prevalence of diabetes: estimates for the year 2000 and projections for 2030. Diabetes Care 2004;27:1047–53.
4. Buysschaert M. Diabétologie Clinique, 4th edn. Louvain-La-Neuve, Paris: De Boeck, 2011: pp.125–63.
5. National Diabetes Data Group. Classification and diagnosis of diabetes mellitus and other categories of glucose intolerance. Diabetes 1979;28:1039–57.
6. Diabetes Prevention Program Research Group. Reduction in the incidence of type 2 diabetes with lifestyle intervention or metformin. N Engl J Med 2002;346:393–403.
7. De Vegt F, Dekker JM, Jager A, Hienkens E, Kostense PJ, Stehouwer CD, et al. Relation of impaired fasting and postload glucose with incident type 2 diabetes in a Dutch population: the Hoorn Study. JAMA 2001;285:2109–13.
8. Aroda VR, Ratner R. Approach to the patient with prediabetes. J Clin Endocrinol Metab 2008;93(9):3259–65.
9. Selvin E, Steffes MW, Zhu H, Matsushita K, Wagenknecht L, Pankow J, et al. Glycated hemoglobin, diabetes and cardiovascular risk in nondiabetic adults. N Engl J Med 2010;362:800–11.
10. Diabetes Prevention Program Research Group. The prevalence of retinopathy in impaired glucose tolerance and recent-onset diabetes in the Diabetes Prevention Program. Diabet Med 2007;24:137–44.
11. Sumner CJ, Sheth S, Griffin JW, Cornblath DR, Polydefkis M. The spectrum of neuropathy in diabetes and impaired glucose tolerance. Neurology 2003;60:108–11.
12. Plantinga LC, Crews DC, Coresh J, Miller ER, Saran R, Yee J, et al. Prevalence of chronic kidney disease in US adults with undiagnosed diabetes or prediabetes. Clin J Am Soc Nephrol 2010;5:673–82.
13. World Health Organization. Diabetes mellitus: report of a WHO Study group. (Tech-

nical Report Series no. 646). Geneva: World Health Organization. 1980.

14. Pettitt DJ, Knowler WC, Lisse JR, Bennett PH. Development of retinopathy and proteinuria in relation to plasma-glucose concentrations in Pima Indians. Lancet 1980;ii:1050–2.

15. Alberti KG, Zimmet PZ. Definition, diagnosis and classification of diabetes mellitus and its complications. Part 1: diagnosis and classification of diabetes mellitus provisional report of a WHO consultation. Diabet Med 1998;15(7):539–53.

16. Expert Committee on the Diagnosis and Classification of Diabetes Mellitus. Follow-up report on the diagnosis of diabetes mellitus. Diabetes Care 2003;26:3160–7.

17. Davidson MB, Landsman PB, Alexander CM. Lowering the criterion for impaired fasting glucose will not provide clinical benefit. Diabetes Care 2003;26:3329–30.

18. World Health Organization. Definition and diagnosis of diabetes mellitus and intermediate hyperglycemia. Report of a WHO/IDF consultation. WHO/IDF 2006.

19. Saudek CD, Herman WH, Sacks DB, Bergenstal RM, Edelman D, Davidson MB. A new look at screening and diagnosing diabetes mellitus. J Clin Endocrinol Metab 2008;93(7):2447–53.

20. International Expert Committee. International Expert Committee Report on the role of the A1C assay in the diagnosis of diabetes. Diabetes Care 2009;32:1327–34.

21. American Diabetes Association. Standards of medical care in Diabetes, 2010. Diabetes Care 2010;33(Suppl.1):S11–S61.

22. Carson AP, Reynolds K, Fonseca VA, Muntner P. Comparison of A1c and fasting glucose criteria to diagnose diabetes among US adults. Diabetes Care 2010;33: 95–7.

23. Sabanayagam L, Liew G, Tai ES, Shankar A, Lim SC, Subramaniam T, Wong TY. Relationship between glycated haemoglobin and microvascular complications: is there a natural cut-off point for the diagnosis of diabetes? Diabetologia 2009;52: 1279–89.

24. Colagiuri S, Lee CMY, Wong TY, Balkau B, Shaw JE, Borch-Johnsen KB, for the DETECT-2 Collaboration Writing Group. Glycemic thresholds for diabetes-specific retinopathy. Diabetes Care 2011;34:145–50.

25. Report of a World Health Organization Consultation. Use of glycated haemoglobin (HbA1c) in the diagnosis of diabetes mellitus. Diabetes Res Clin Pract 2011;93: 299–309.

26. American Diabetes Association. Standards of medical care in diabetes, 2013. Diabetes Care 2013;36(Suppl.1):S1–S66.

27. Færch K, Borch-Johnsen K, Holst JJ, Vaag A. Pathophysiology and aetiology of impaired fasting glycemia and impaired glucose tolerance: does it matter for prevention and treatment of type 2 diabetes? Diabetologia 2009;52:1714–23.

28. Mann DM, Carson AP, Shimbo D, Fonseca V, Fox CS, Muntner P. Impact of A1c screening criterion on the diagnosis of pre-diabetes among US adults. Diabetes Care 2010;33:2190–5.

29. Khaw KT, Wareham N, Luben R, Bingham S, Oakes S, Welch A, et al. Glycated hemoglobin, diabetes, and mortality in men in Norfolk cohort of European Prospective Investigation of cancer and nutrition (EPIC-Norfolk). BMJ 2001;322:1–6.

30. Decode Study Group, on behalf of the European Diabetes Epidemiology Group. Glucose tolerance and cardiovascular mortality: comparison of fasting and 2-h diagnostic criteria. Arch Intern Med 2001;161:397–404.

31. Gerstein HC, Islam S, Anand S, Almahmeed W, Damasceno A, Dans A, et al. Dysglycemia and the risk of acute myocardial infarction in multiple ethnic groups: an analysis of 15,780 patients from the INTERHEART study. Diabetologia 2010;53: 2509–17.
32. Sacks DB. A1c versus glucose testing: a comparison. Diabetes Care 2011;34: 518–23.
33. Sacks DB, Arnold M, Bakris GL, Bruns DE, Horvath AR, Kirkman MS, et al. Position statement executive summary: guidelines and recommendations for laboratory analysis in the diagnosis and management of diabetes mellitus. Diabetes Care 2011;34:1419–23.
34. Sacks DB, Arnold M, Bakris GL, Bruns DE, Horvath AR, Kirkman MS, et al. Guidelines and recommendations for laboratory analysis in the diagnosis and management of diabetes mellitus. Diabetes Care 2011;34:e61–e99.
35. Ziemer DC, Kolm P, Weintraub WS, Vaccarino V, Rhee MK, Twombly JG, et al. Glucose-independent, Black–White differences in hemoglobin A1C levels. Ann Intern Med 2010;152:770–7.
36. Herman WH, Ma Y, Uwaifo G, Haffner S, Kahn SE, Horton ES, et al. for the Diabetes Prevention Program. Differences in A1c race and ethnicity among patients with impaired glucose tolerance in the diabetes prevention program. Diabetes Care 2007;30(10):2453–7.
37. Davidson MB. Diagnosing diabetes with glucose criteria: worshipping a false god. Diabetes Care 2011;34:524–6.
38. Ning F, Tuomilehto J, Pyörälä K, Onat A, Söderberg S, Qiao Q, for the DECODE Study Group. Cardiovascular disease mortality in Europeans in relation to fasting and 2-h plasma glucose levels within a normoglycemic range. Diabetes Care 2010;33:2211–6.
39. Bonora E, Kiechi S, Mayr A, Zoppini G, Targher G, Bonadonna RC, et al. High-normal HbA1c is a strong predictor of type 2 diabetes in the general population. Diabetes Care 2011;34:1038–40.
40. Heianza Y, Hara S, Arase Y, Saito K, Fujiwara K, Tsuji H, et al. HbA1c: 5.7–6.4% and impaired fasting plasma glucose for diagnosis of prediabetes and risk of progression to diabetes in Japan (TOPICS 3): a longitudinal cohort study. Lancet 2011;378: 147–55.
41. Inoue K, Matsumoto M, Akimoto K. Fasting plasma glucose and HbA1c as risk factors for type 2 diabetes. Diabet Med 2008;25:1157–63.
42. Paynter NP, Mazer NA, Pradhan AD, Gaziano JM, Ridker PM, Cook NR. Cardiovascular risk prediction in diabetic men and women using hemoglobin A1c vs diabetes as a high-risk equivalent. Arch Intern Med 2011;171:1712–8.
43. Bloomgarden Z. A1C: recommendations, debates and questions. Diabetes Care 2009;32:141–7.
44. Cowie CC, Rust KF, Byrd-Holt DD, Gregg EW, Ford ES, Geiss LS, et al. Prevalence of diabetes and high risk for diabetes using A1C criteria in the U.S. population in 1988–2006. Diabetes Care 2010;33:562–8.
45. Olson DE, Rhee MK, Herrick K, Ziemer DC, Twombly JG, Phillips LS. Screening for diabetes and pre-diabetes with proposed A1c-based diagnostic criteria. Diabetes Care 2010;33:2184–9.
46. Zhou X, Pang Z, Gao W, Wang S, Zhang L, Ning F, et al. Performance of A1c and

fasting capillary blood glucose test for screening newly diagnosed diabetes and pre-diabetes defined by an oral glucose tolerance test in Qingdao, China. Diabetes Care 2010;33:545–50.

47. Mohan V, Vijayachandrika V, Gokulakrishnan K, Anjana RM, Ganesan A, Weber MB, et al. A1c cut points to define various glucose intolerance groups in Asian Indians. Diabetes Care 2010;33:515–9.

48. Lorenzo C, Wagenknecht LE, Hanley AJG, Rewers MJ, Karter AJ, Haffner SM. A1c between 5.7 and 6.4% as a marker for identifying pre-diabetes, insulin sensitivity and secretion, and cardiovascular risk factors. Diabetes Care 2010;33(9): 2104–9.

49. Lorenzo C, Haffner SM. Performance characteristics of the new definition of diabetes: the insulin resistance atherosclerosis study. Diabetes Care 2010;33:335–7.

50. Kramer CK, Araneta MRG, Barrett-Connor EB. A1c and diabetes diagnosis: the Rancho Bernardo Study. Diabetes Care 2010;33:101–3.

51. Abdul-Ghani MA, Stern MP, Lyssenko V, Tuomi T, Groop L, DeFronzo RA. Minimal contribution of fasting hyperglycemia to the incidence of type 2 diabetes in subjects with normal 2-h plasma glucose. Diabetes Care 2010;33:557–61.

52. Shaw JE, Zimmet PZ, Hodge AM, De Courten M, Dowse GK, Chitson P, et al. Impaired fasting glucose: how low should it go? Diabetes Care 2000;23:34–9.

53. Tirosh A, Shai I, Tekes-Manova D, Israeli E, Pereg D, Shochat T, et al. Israeli Diabetes Research Group.et al., for the Israeli Diabetes Research Group. Normal fasting plasma glucose levels and type 2 diabetes in young men. N Engl J Med 2005;353: 1454–62.

54. Nichols GA, Hillier TA, Brown JB. Normal fasting plasma glucose and risk of type 2 diabetes diagnosis. Am J Med 2008;121:519–24.

55. Brambilla P, La Valle E, Falbo R, Limonta G, Signorini S, Cappellini F, et al. Normal fasting plasma glucose and risk of type 2 diabetes. Diabetes Care 2011;34: 1372–4.

56. Hoogwerf BJ, Spreche DL, Pearce GL, Acevedo M, Frolkis JP, Foody JM, et al. Blood glucose concentrations ≤125 mg/dL and coronary heart disease risk. Am J Cardiol 2002;89:556–9.

57. Bergman M. Inadequacies of absolute threshold levels for diagnosing prediabetes. Diabetes Metab Res Rev 2010;26:3–6.

58. Buysschaert M, Bergman M. Definition of prediabetes. Med Clin North Am 2011;95(2):289–97.

59. Tabak AG, Jokela M, Akbaraly TN, Brunner EJ, Kivimaki M, Witte DR. Trajectories of glycaemia, insulin sensitivity and insulin secretion before diagnosis of type 2 diabetes: an analysis form the Whitehall II Study. Lancet 2009;373:2215–21.

60. Dankner R, Danoff A, Roth J. Editorial. Can 'personalized diagnostics' promote earlier intervention for dysglycaemia? Hypothesis ready for testing. Diabetes Metab Res Rev 2010;26:7–9.

61. Bonora E, Tuomilehto J. The pros and cons of diagnosing diabetes with A1c. Diabetes Care 2011;34(Suppl.2):S184–90.

62. Misra A, Garg S. HbA1c and blood glucose for the diagnosis of diabetes. Lancet 2011;378:104–6.

第 4 章

糖尿病预防项目人员纳入和保留情况(来自澳大利亚的观点)

Philip Vita, *Prasuna Reddy*, *Amy Timoshanko*,
Andrew Milat, *Jane Shill*, *Alice Gibson*, *Greg Johnson*,
Stephen Colagiuri

引言

来自随机对照试验(RCT)的有力证据一致证实,通过改变生活方式可以预防或延缓 2 型糖尿病的发生,对高危人群进行饮食结构调整,提高他们的运动水平以及控制体重都属于改变生活方式的干预措施[1-7]。芬兰[2]和美国(US)[7]的研究发现,生活方式干预后糖尿病发病率下降58%,而在中国的研究[1]中糖尿病发病率下降 35%,印度研究[8]下降29%,日本研究(受试对象仅为男性)[3]下降 68%。

此外,研究还发现干预效果持久,来自芬兰[9]、美国[10]的研究和中国的大庆研究[11]都证实暴露于干预措施下的人群出现了一个长期较低的糖尿病发病风险。美国的研究明确了这种途径的经济效益[12]。

德国、意大利和伊朗开展的质量控制试验明确证实了改变生活方式可以预防和(或)延缓 2 型糖尿病的发展[13-15]。虽然生活方式改变的有效性十分明显,但是这些研究大多数属于强化干预和个体水平干预,因此很难作为全民项目在大众人群中推广。

RCT 具有里程碑意义,试验的目标人群入选标准是血糖异常的人群[空腹血糖调节受损(IFG)或葡萄糖耐量减低(IGT)],血糖异常需要通过包括口服葡萄糖耐量试验(OGTT)在内的一系列血液化验来确认。根据年龄和家族史这些特定的危险因素可以发现试验的潜在参与者。最近,以社区为基础的项目已经开始使用标准化的风险量表工具作为另一种人员纳入标准,用量表筛选和招募参与者[16,17]。

过去 5 年出现了大量转化性研究试验,试验以小组为单位,参与者的筛选和纳入方法可以随意选择。新兴的转化性研究和当代卫生政策报告关注的焦点是如何最大限度地利用有限资源实现生活方式干预,即采用高效率、低成本的方式对大量高风险人群实施生活方式干预。

通常,研究人员、政策制订人员和干预实施者在广泛考察试验证据后,将做出关于有效干预项目发展现状的汇报。许多通过生活方式干预达到 2 型糖尿病预防目的的系统综述和荟萃分析构建起了清晰的"概念证据",证实糖尿病是可以预防或延迟的[5,18]。

一篇以美国糖尿病预防项目为基础的荟萃分析,概述了 28 个向临床应用转化的研究,研究发现随访 12 个月后,受试者的体重较基线水平平均下降了 4%,而且无论是谁提供干预(卫生保健人员或是卫生教育人员),都能出现相似的结果。此外,每额外增加一种生活方式干预课程,将会使体重下降 0. 26 个百分点,变化规律服从剂量 – 反应关系[19]。

目前糖尿病预防项目面临着两个挑战,一是如何转化项目,不断扩大应用规模,使其具有更强的实践性[20],将项目逐步发展为实用的、可持续的预防项目并对项目进行评价,鉴别和干预社区中的高风险人群[21]。另一个内在挑战是如何筛选、纳入并维持干预后获益最大的人群[22-26]。很显然在资源有限的情况下,对数目庞大但发展为糖尿病概率较小的人群进行强化生活方式干预不具有经济效益[27]。

任何一个节约的人员招募策略,都是为了筛选和招募以下几种人群:糖尿病高危人群(之前未诊断出糖尿病)、通过生活方式干预能够获益的人群以及那些能够执行并完成生活方式改变的人群。参与者需要意识到存在的患病风险,积极参与改变,可以有选择性地参与那些便利且对他们有吸引力的项目,项目环境需适宜,项目人员应鼓励参与者坚持完成项目。

文献中报道了各种各样的招募策略,包括直接向患者发送邮件[28,29]、工作场所招募策略[17,30]、促进者引导策略[31]、地方层面的营销策略[32]和参与性较强的社区策略[33,34]。流行病学和风险测试的发展,使得干预项目可以触及更多的人群,不仅能够筛选血糖异常的人群而且还能筛选出存在患病风险的人群[35,36]。

在许多文献中,有关参与者保留率的报道并不多,完成项目和没有完成项目的参与者在基线水平特点的报道也较少。更重要的是,文献极少报道有关坚持完成项目的预测因子。

我们比较了澳大利亚的两个糖尿病预防项目:一个是根植于初级保健机构的转化性社区项目,"预防糖尿病,享受生活"项目(澳大利亚,NSW),另一个是在全国范围内推广的以社区为基础的项目,"健康生活!

对糖尿病采取行动"项目(澳大利亚,维多利亚)。我们同时使用了定性和定量方法,试图确定成功筛查和招募高风险参与者的关键因素,同时确定哪些因素可能促进或阻碍项目的完成。最后我们反过来分析了每一个项目,总结从项目中吸取的经验教训。

"预防糖尿病,享受生活"项目

项目说明

2008 年,新南威尔士卫生部(国家卫生行政部门)向"预防糖尿病,享受生活"项目(也称悉尼糖尿病预防项目)提供了资金支持。项目总的目标是发展、实现、评价循证的生活方式改变项目,预防或延缓 2 型糖尿病的发生,项目主要针对讲英语,年龄在 50 ~ 65 岁之间[37]的糖尿病高发人群①。潜在的参与者是那些被认定为有患糖尿病风险的人群(AUSDRISK 问卷得分≥15,问卷包括 10 个条目[36]),潜在参与者由初级卫生保健医生(PHCP)筛选和招募,医生根据国家诊断指南排除那些之前未诊断出糖尿病但其实患病的人群(图 4.1)[38]。项目中的 PHCP 由全科医生部门招募、指导和提供支持。全科医生部门是一个由国家出资的志愿团体,主要是辅助初级卫生保健机构实施健康促进、疾病早期预防、慢性病管理、医学教育和劳动力保障。

根据患者的数目对 PHCP 进行费用补偿,项目共招募和培训了 222 名 PHCP。患者的筛选和纳入策略主要有两种,机会招募法或目标招募法,PHCP 可以根据自身能力和喜好选择一种。

机会招募法主要是指 PHCP、实习人员或研究小组成员指导那些经常接触初级卫生保健机构的人群完成 AUSDRISK 量表。

目标招募法涉及潜在的符合条件的特定人群(一定的年龄范围、未患糖尿病或有确定的危险因素,如超重或肥胖、高血压、高胆固醇、糖尿病家族史),特定人群的信息收录在 PHCP 临床数据库中。他们的名字会被标记在每日的会见名单中,或者他们会收到邀请信,邀请信有两种形式:一种是含有患者信息表的邀请信,邀请他们加入到筛选活动中,另一种是包含宣传册的邀请信,患者可以通过 AUSDRISK 量表进行自我评估。一些

---

① "预防糖尿病,享受生活"项目同时也针对讲阿拉伯语和讲汉语普通话的人群,这里不做介绍。

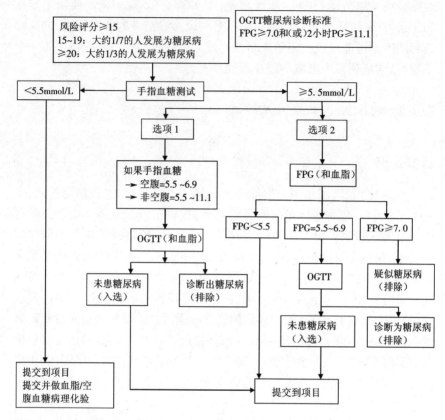

图 4.1 "预防糖尿病,享受生活"项目的人员筛选纳入流程。FPG,空腹血糖;OGTT, 口服葡萄糖耐量试验。

初级卫生保健机构还对部分患者收到信件的情况进行了电话随访。

从项目研究人员的反馈信息中发现,在参与者筛查和纳入项目期间 (2009 年 9 月到 2010 年 6 月),OGTT 对于参与者来说是一个巨大的障碍,参与者很难完成筛选流程,最终达到标准纳入项目。因此,项目随后改变了筛选流程,允许空腹静脉血糖(FPG)和 HbA1c [39]作为排除糖尿病的诊断标准,取代了复杂的 FPG 和(或)OGTT 这一诊断排除标准。一部分 PCHP 采取了这种做法后,筛选流程变得更加顺畅,最后还增加了参加项目的人数。

2009 年诊断流程又重新进行了修改,参与者不一定非要通过他们的 PHCP 进行糖尿病排除诊断后才能被纳入到项目中。来自生活方式指导员(LO)的报道称,对那些不积极参与或不能完成纳入流程的参与者来说,一开始就进行病理化验确实存在一定困难。所以我们决定,只要在入组前或入组后的前三个月进行病理化验并收到病理结果,就可以将参与者纳入到研究队列中(图4.2)。

　　超过70%的PHCP至少上报了一名参与者,有过上报记录的PHCP平均每人上报了14名参与者。最高的"冠军"上报记录是119名参与者,项目上报的信息证实,适当的系统和一定的支持(动机、个人兴趣、工作人员角色授权、对整个初级保健机构资源的利用)会使在初级保健机构中筛选和纳入参与者成为可能。

　　一旦条件合格,招募的参与者将与项目提供者接触,参与者受邀参加首次咨询会议,LO向参与者提供干预措施。项目聘请的LO是一群卫生专业人员(心理学家、护士、营养师、糖尿病教育者以及运动生理学家),他们至少参加了5天的标准化能力培训。首次咨询会议的主要内容是三次有关生活方式改变的小组会议,一次两小时(对不能参加小组会议的个体将向他们提供电话咨询),健康教练将在随后的3、6、9个月通过电话对参与者进行随访。鼓励参与者在这12个月内向他们的PHCP寻求持续不断的生活建议,提醒参与者参加第4个月的PHCP审查会议。与此同时鼓励参与者保持健康的生活方式,向他们提供适当的"建议"清单,包

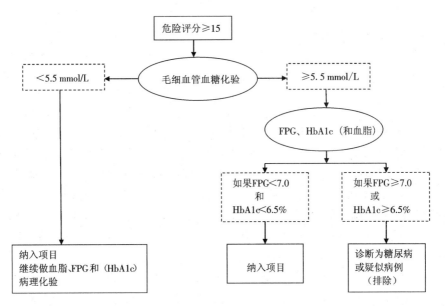

图4.2　"预防糖尿病,享受生活"项目新的筛选和纳入流程(增加HbAlc这一新的筛查标准")。

括在小区内运动和（或）日常饮食的建议。在第 12 个月，参与者和他们的 LO、PHCP 将一起参加一个有关项目评价的总结性会议。"预防糖尿病，享受生活"项目的大体流程如图 4.3 所示[37]。

筛选和招募的结果

项目长达 23 个月（2008 年 9 月至 2010 年 6 月），4 055 名个体同意参加筛查活动，其中 49% 的个体发现存在患病风险（AUDRISK 评分≥15）。在这些符合条件且没有糖尿病（n = 1 821）的人群中，大约有 1/4（24%）的人拒绝参加项目，最后剩下 1 238 名个体进入项目（平均年龄为 58 岁；63% 为女性）。招募比例在不同的招募时间段上存在差异，间接反映出不同时间段初级卫生保健机构和 PHCP 采取不同招募方法的效果差异，2010 年早期邀请信的发送数目有所增加，也就是在这个时候招募草案进行了修正（图 4.4）。

匹配年龄和地域，将具有代表性的人群样本进行比较后发现[40]，"预防糖尿病，享受生活"项目的女性参与者比男性多，教育水平偏高，大多拥有私人健康保险，抽烟人数较少，讲其他语言（英语以外）的人数也较少。但是研究没有说明人群（n = 435）拒绝参加项目的原因。由于此项目是一个免费项目，所以费用基本不会成为参加项目的障碍。

项目人员保留情况

参加第 12 个月总结会议的一共有 880 名参与者，项目完成率为 71%。22 名参与者最后发展为糖尿病（其中 19 名参加了第 12 个月的总结会议），此外，另外 11 名参与者随后也被进一步排除［正在减肥和（或）使用糖尿病药物、进行外科减肥手术或不能确定他们是否患有糖尿病］。最终有 850 名参与者完成了项目（将他们称为"完成者"）。19% 的参与者没有完成项目，大多是由于个人原因放弃了项目（如忙于个人、家庭或其他社会问题），而不是对项目本身不满才放弃（如项目没有帮助、不能改变糖尿病风险或不喜欢小组模式）。退出项目的平均时间是在第 218 天（IQR 95 ~ 335）。失访率（退出项目或失去联系的人员比例，也称"未完成者"比例）为 29%。

将项目完成者和未完成者的基线特点进行比较后发现，后者明显更年轻（$P < 0.01$），拥有抚恤金（$P < 0.01$），较少被私人医疗保险所覆盖（$P < 0.001$），家庭收入小于 $100 000（$P < 0.01$），体重指数（BMI）相对较高（$P < 0.05$）。

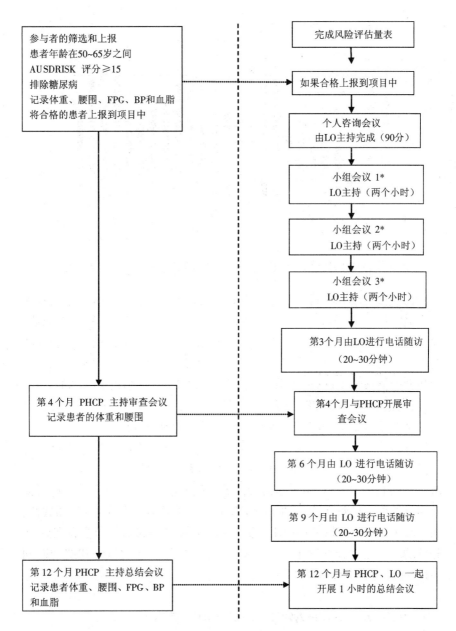

* 向当地的社区患者提供一个服务清单,帮助他们完成项目目标。

图4.3　"预防糖尿病,享受生活"项目流程图。 BP,血压;FPG,空腹血糖;LO,生活方式指导员;PHCP,初级卫生保健医生;WC,腰围。

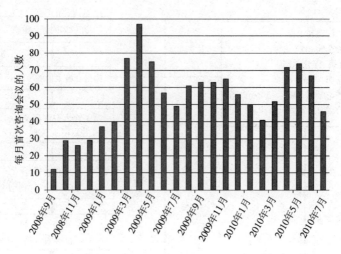

图 4.4 "预防糖尿病,享受生活"项目每月首次参加咨询会议的人数。

在项目完成和项目进行过程中通过回归分析探究了基线水平的预测因子(年龄、性别、教育、私人医疗保险、收入、体重、吸烟、饮酒、自我效能、社会支持、心理健康状态)。参与者只有参加了第 12 个月的总结会议才能被定义为完成项目,在项目中花费的时间(总分钟数)是根据每次接触参与者的情况而定的,标准如下:首次会谈 90 分钟;小组会议,每次 120分钟;电话随访,每次 30 分钟;第 12 个月的总结会议,60 分钟。因此,预计花费在项目上的时间最少为 90 分钟,最多为 600 分钟。

分析完成项目的影响因素,发现有私人医疗保险的参与者更可能完成任务,约为 97%($P < 0.000\ 1$),他们花费在项目上的时间也多出约24.6 分钟($P < 0.05$);由于年龄会随着时间的增加而增加,所以参与者完成项目的可能性每年将增加 5%($P < 0.05$);抽烟者花费在项目上的时间相对减少 33.2 分钟($P < 0.01$);受到社会支持的项目参与者多花费约 30分钟的时间在健康饮食上($P < 0.01$);女性参与者在项目中花费的时间多出 34.2 分钟($P < 0.01$)。

"健康生活! 对糖尿病采取行动"项目

项目说明

"健康生活! 对糖尿病采取行动"项目("健康生活!"项目)于 2007

年启动,项目由维多利亚卫生部提供资金支持,由非政府组织实施完成,即澳大利亚维多利亚糖尿病组织,它的主体代表了澳大利亚被糖尿病影响的广大人群以及那些存在患病风险的人群。"健康生活!"项目的主要目标是:

- 提高社区居民对 2 型糖尿病的认知,加强预防意识;
- 支持风险评估系统,有目标地确定 2 型糖尿病高危人群;
- 提供干预措施,鼓励人群采取健康、积极的生活方式以降低糖尿病的发生风险;
- 有利于在未患病的人群中开展 2 型糖尿病的早期诊断工作,更好地实施健康管理,促进健康。

"健康生活!"项目包括三项干预措施:小组干预("健康生活!"课程)、电话健康教育和原始维多利亚"健康生活!"干预。小组干预是一个循证的生活行为方式改变项目,该项目是从多个项目中发展起来的[41-43]。其以健康心理学理论为中心,关注行为的改变,包括自我调节理论[44]和健康行为方法(HAPA)模式[45],鼓励参与者采取健康、积极的生活方式,降低糖尿病发病风险。

"健康生活!"课程包括 6 次讨论会,每次 1.5 ~ 2 个小时,每组 6 ~ 18 名参与者。"健康生活!"课程的"强化阶段"包括 5 次会议,原则上每两周召开一次。第 6 次即最后一次"维持"会议在强化阶段后的第 6 个月进行,由经验丰富的促进者(审核合格的卫生保健人员)开展实施"健康生活!"项目,他们由公共或私人服务部门聘请,包括社区卫生服务站和医学中心。"健康生活!"项目拥有完整的支付系统,根据参与者的出席率和项目完成情况,在三个时间点上向项目提供者提供劳动报酬。

项目使用澳大利亚 2 型糖尿病风险评估量表(AUSDRISK)来评估人群的疾病风险[36]。纳入"健康生活!"项目的个体必须未患糖尿病,并且达到以下标准的一项:年龄≥50 岁,AUSDRISK 得分≥12 分;年龄超过 18 岁,澳大利亚土著居民或正统托雷斯海峡岛居民,AUSDRISK 得分在 12 分以上;接受 WorkHealth 的健康评估(维多利亚政府健康检查项目)[46];有妊娠糖尿病(GDM)病史或有局部缺血性心脏病(IHD)病史。

那么如何才能有资格参加"健康生活!"项目呢? 首先,所有的参与者在项目开始前需要和自己的 PHCP 见面,目的是为了通过病理检验排除患糖尿病的可能,排除标准与国家糖尿病诊断指南相符合[38]。但是这种要求对参与者参与项目造成了一定障碍,并可能使参与者失去积极性,不愿改变原有的不良生活方式。随后,这一要求被重新修订,只要在"健康生活!"课程的强化阶段结束前(即第 5 个会议前)完成糖尿病的排除检查,参与者就可以加入到"健康生活!"项目中。

参与者的纳入

成功实施社区预防项目的关键是提高社区人群对健康问题和预防措施的认知。对于维多利亚"健康生活!"项目,人员纳入的关键因素一共有四个,其中三个是增加社区居民的意识。所有项目的推广以增强人们的认识为基础:①糖尿病的危害认识;②通过预防措施减少发病风险的认识;③让居民认识到"健康生活!"项目的存在,这样可以使招募工作变得便利。"健康生活!"项目涉及超过 22 000 名维多利亚高风险人群,取得如此不错的结果是因为项目建立了多种招募方法,这些方法能够不断接触并招募到存在疾病风险的人群。人员招募的主要渠道有如下几种:

(1)通过 PHCP 和卫生专业人员招募;

(2)通过"健康生活!"项目服务提供者和促进者进行招募;

(3)通过社会营销活动让公众直接参与"健康生活!"项目;

(4)在工作场所中招募。

目前,每年有超过 11 000 名参与者被招募到项目中,大多数的参与者是通过项目服务提供者/促进者和通过 PHCP/卫生专业人员招募这两种招募渠道进入项目的,自愿进入项目的参与者大多受到了社会营销活动的影响而进入项目(图 4.5)。

PHCP 和卫生专业人员招募策略

雇用普通全科医生与有经验的卫生专业人员合作,是可持续招募的基础。为了雇用项目 PHCP,项目与当地全科医生代表建立起了一种长期的合作关系。为了刺激目标招募法,项目运用了"病历发现"策略,对初级卫生保健诊所进行适度的财政刺激,鼓励诊所积极参与"健康生活!"项目,招募高风险人群。如图 4.5 所示,这种刺激措施带来的参与者人数大约占项目总人数的 30%。

"健康生活!"项目服务提供者和促进者策略

参与"健康生活!"项目的服务提供者和促进者,不仅提供项目服务,同时也参与人员招募。服务提供者招募是在机构内部推广和实施"健康生活!"项目,因此"健康生活!"项目有效地成为了机构内部的常规服务。资源利用、基金投入以及持续不断的资源支持都促进着当地项目的推广

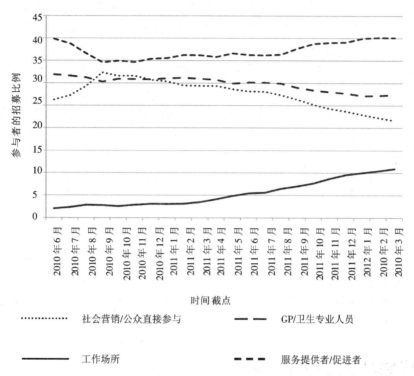

图 4.5　2010 年 6 月至 2012 年 3 月"健康生活!"项目不同招募策略招募的参与者
人数比例。

和招募积极性,如开展了地区节目和社区集会。

通过社会市场营销活动让公众直接参与"健康生活!"项目

社会营销活动在其他项目中大多起到辅助作用,但在"健康生活!"
项目中,市场营销活动是一个独立的系统应用程序。"健康生活!"项目
已全面整合大众传媒、社会营销和有针对性的交流活动,进行了全面的营
销。社会营销策略包括 24 小时热线服务电话、"健康生活"项目网站和
印刷刊物,通过这 3 种方式可以反馈信息,制订安排预防措施。2012 年 3
月,有超过 29 000 个呼吁 – 行动的回应,在大众人群、"健康生活!"促进
者和卫生人员中共散发了 407 908 个 AUSDRISK 量表。

大众传媒和有针对性的交流活动对接触更广泛的参与者有显著作
用,开展这些活动时,出现了呼吁 – 行动反应的高峰。如图 4.6 所示,
2010 年 7~9 月这一季度的招募者人数在实施社会营销/公众直接参与

策略后出现了高峰。在出现高峰之前的几个月使用的是电视广告推广。据报道,通过电话热线进入"健康生活!"项目的参与者,大多是通过广告得知项目信息的。

在社会营销前开展调研很重要,它有利于了解目标人群,调整营销策略,获取更多的招募对象。"健康生活!"项目应该是循证的、由专业人员经营、具有个体化,同时项目的信息传播手段必须切实可行,如价格合理(大部分情况免费)、保证时间以及在当地可以获取相关的课程。引入中心招募服务也有助于招募参与者,服务涉及对接触"健康生活!"项目的个体进行电话随访,在个体和组织之间建立一个个性化的接触点,帮助个体保持积极性,学习健康生活方式课程。

工作场所

在工作场所开展健康促进可以提高员工对 2 型糖尿病的预防意识和健康意识,在不同人群中创造一个接触大量潜在参与者的机会,包括社会经济地位较低的人群、不同教育水平的人群和不同年龄段的人群。目前,

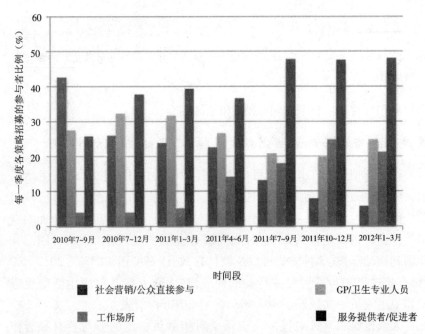

图 4.6　2010 年 7 月至 2012 年 3 月每个季度"健康生活!"项目不同策略招募的参与者比例。

发展起来一个经调整的在工作场所中招募参与者的项目,项目人员负责开展会议,预防 2 型糖尿病的发生。此外"健康生活!"项目还与 WorkHealth 项目开展合作,"健康生活!"项目可以获得所有员工的 2 型糖尿病风险信息。如图 4.5 所示,通过 WorkHealth 项目产生的招募者人数比例正在缓慢增加。

项目参与者保留情况

"健康生活!"项目人员分别在三个时间点上统计分析了参与者的个人信息,即在 1、5 和 6 期会议召开时。随后分析了完成所有会议的参与者的数据(n = 7 314)。"健康生活!"项目基线水平,参与者的平均年龄是 61.1 岁,女性(66%),受过中等教育(47%),收入水平低(53%),非吸烟者(91%),失业(47%)。数据分析表明参与者的保留率较好,有 76% 的个体完成了项目的强化阶段。为了研究完成项目强化阶段的影响因素,还对数据进行了回归分析。分析发现,与男性和小学教育水平的参与者相比,女性和受教育程度较高的个体完成强化阶段的可能性更大,分别增加了 15% 和 43%。有趣的是,当项目提供者是私人时,完成项目强化阶段的参与者人数提高了 30%。这可能是因为参与者完成项目后将给予提供者一定的报酬,而对于私人提供者来说,这是一个重要的收入来源,因此扩大参与者人数变得更加重要。这一发现表明,可以研究私人提供者在控制参与者保留率时使用的策略。此外,其他文化和语言背景的参与者(CALD)和每天吸烟的参与者完成强化阶段的概率分别下降了 30% 和 37%。目前,来自 CALD 背景的参与者在参加主要课程时,如果需要翻译和解释,可以得到来自朋友或家庭成员的帮助。项目服务一直在进行调整,以适应不同文化和个体的要求。

分析项目数据发现,第 5 期和第 6 期会议之间出现了较高的人员流失率,强化阶段结束时大约有 50% 的参与者退出了项目。来自"健康生活!"项目促进者的反馈意见指出了一些造成两会之间较高人员流失率的原因。2011 年开展了一项针对 100 多名促进者的调查研究,结果表明大多数项目促进者认为第 5 期和第 6 期会议的时间间隔过长,间隔 6 个月,导致了参与者难以坚持完成项目,因为他们容易失去动力而把生活重心转向其他事情。积极的小组动态更容易带来较高的会议出席率,那些已经成功实现部分行为改变并且愿意实现更多改变的个体出席会议的可能性也更大。完成项目的参与者在 2011 年召开了专题小组会(两个组,总共 n = 20)和深度访谈(n = 20),参与者同样认为第 5 期和第 6 期会议之间的时间间隔太长,指出这样很容易让他们忘记还有会议要召开,失去了出席积极性。参与者同时也承认 6 个月确实给了他们充分的时间,在生活方式上做出改变,达到"健康生活!"的目标。以上这些发现显示,需要在强化阶段和最终的会议之间提供其他的支持策略以提高出席率,例如通过电话或者互联网接触参与者。还有一些促进者建议,在第 6 期会议召开前应向参与者寄送提醒信件或者电话联系。报告称,运用这些增加保留率的策略时,会出现多样化的结果。

经验教训

在糖尿病高风险人群中筛查 IGT,开展生活方式干预是一项具有良好经济效益的卫生政策[47],但如何向高风险人群实施最适宜的策略,获得最多的利益,仍然存在挑战。

依然存在的一些关键问题如下:

1. 在什么地方,用什么方法招募参与者?
2. 哪些人参与了项目?哪些人被遗漏了?
3. 哪些人完成了项目?哪些人退出了项目?

在什么地方用什么方法招募参与者?

澳大利亚的案例表明,如果只用一种渠道筛选、招募参与者(如初级卫生保健机构)将会带来有限的项目影响力。来自"健康生活!"项目的经验已经证实,通过社会营销策略和多种渠道并举,关注人群健康,将会带来扩大性的影响效果并增加人员招募率。项目提供者和促进者推动了项目的开展,是本次项目中最成功的地方之一,部分原因可能是财政刺激产生的动力。可喜的是,通过工作场所招募策略招募到的参与人数不断增加。在希腊的一个大型研究中发现,工作场所招募工作比初级卫生保健机构更成功[17]。由于存在许多混杂因素,初级卫生保健机构是纳入参与人员最广泛的场所[34,48]。接下来需要进一步去接触那些平时难以触及的人群,如那些医疗服务缺乏地区的人群,进一步改进社区招募策略并聘用一些医疗行业以外的人员[49,50]。

在整个社区开展健康促进和健康教育,鼓励疾病筛选和人员纳入的策略在芬兰(Fin-2D2)获得了成功[16,51]。在中国青岛开展的另一个关于人群健康的例子中,每一户居民(共 194 万户)都收到一份教育手册,手册包括糖尿病风险评分量表,评分的目的是获得糖尿病高风险个体,引导他们加入生活方式咨询项目[52]。与英国"新的你,新的生活!"项目所证实的一样,社会营销是一种触及社会经济底层地位人群的关键策略[53]。

哪些人参与项目?

与其他研究一致,在该项目中虽然男性患病风险高于女性,但是女性更倾向于参加糖尿病预防项目[19,54],尤其是参加小组面对面传递内容的项目。通过初级卫生保健机构纳入的参与者多数是女性、老年人,受过良好教育、收入较高、讲英语且不抽烟的人群。"健康生活!"项目通过其他渠道招募的参与者仍然是女性比男性多,但招募的参与者经济社会地位相对较低。

目前有一些将弱势群体作为目标人群成功进行招募的证据,例如在纽约黑人住宅区东部的一个糖尿病预防项目,项目使用了以社区为基础的目标人群招募法,纳入了99名参与者,其中至少58%的人没有受过高中以上教育;70%是无业人员;49%没有保险;家庭收入水平不足$15 000的占62%[34]。

糖尿病预防项目的人员筛查和人员纳入是一个复杂的过程,因为首先需要排除未诊断出糖尿病但实际患病的人群。使用HbA1c来排除糖尿病能够简化排除过程,在促使和支持潜在参与者完成糖尿病鉴别诊断上显示出巨大前景。尽管如此,糖尿病预防项目中的筛查和招聘策略还需要更加灵活,通过多种渠道,借助社会营销和信息技术完成筛选和招募工作。

哪些人留在了项目里?

参与者能否坚持完成项目,即人员的保留率问题是开展项目的难题之一。不同文献中报道的人员流失率相差很大[54]。作者们的经验表明,老年人、女性完成项目的可能性大,抽烟人群完成项目的可能性较小。人员流失的原因之一是参与者的自身变化,他们发现项目不是自己所期待的那种类型,随之失去了参加的积极性,或者生活环境使他们很难完成项目(如有其他更重要的事情要做)。"健康生活!"项目发现,第5期会议和第6期会议之间的人员流失率很高,两会间隔6个月,在这期间参与者可能需要处理其他事情而放弃了项目。来自PHCP和(或)家人、朋友的支持以及定期与服务提供者接触可以提高参与者的毅力。

虽然大多数的研究报告了参与者的基线特征,但还需要进一步的研究来了解项目完成者和未完成者的特点。项目回顾分析是提高保留率的一种重要方法。目前,对参与者进行财政激励和聘用非医务工作者也表现出了一定的潜能。

试验还研究通过一些方法,对参与者进行适当财政和奖品激励的策略[7,55,56]。例如,在马萨诸塞州劳伦斯拉丁美洲人社区,这里的居民社会经济地位普遍较低,在基线水平和第 6 个月随访时分别给予参与者每人 \$25,在第 12 个月研究结束时,参与者还将获得 \$50[55]。该试验的人员保留率为 93%。蒙大拿(美国)心血管疾病和糖尿病预防项目站点(项目一共 4 个站点),要求参与者进入项目前支付 \$50,当他们完成第 16 周的会议时返还 \$25,当他们完成 6 个月的随访会议时,返还剩下的 \$25[56]。第 16 周 4 个站点的干预会议的总体完成率是 83%,每一个站点的完成率都较高。在这些研究中,报道的人员高保留率主要归因于财政激励措施。

聘用非医务工作者也带来了较高的人员保留率。生活方式平衡小组研究是一个以美国原始糖尿病预防项目为基础的项目,项目聘请了非医疗行业的健康教育者,来自研究社区的居民[32]。最终,项目人员保留率是 77%,这主要归功于聘请了业外健康教育者,他们为参与者创造了一个舒适和熟悉的氛围[32]。

小结

新的证据表明,对于覆盖总体人群或覆盖社区居民的糖尿病预防项目来说,社会营销策略、电话随访、设备完善以及适当的策略,都有利于获取更多的糖尿病高风险人群。大多数项目仍然存在一些问题,如男性、医药服务不足群体以及社会弱势群体在总体中的代表不足。但"健康生活!"项目招募了部分经济社会地位较低的人群。人员保留率仍然是一个具有挑战性的问题。需要调查如何将不同背景的人群留在项目里,使那些不太可能参加和完成项目的高风险人群加入项目。

鸣谢

我们要感谢悉尼大学 Jimmy Louie 博士在数据分析上给予的协助。

"预防糖尿病，享受生活"项目

这个项目作为"澳大利亚更健康"活动的一部分，由新南威尔士卫生部提供资金支持，悉尼当地卫生区和澳大利亚糖尿病委员会提供实物支持。

首席调查员：

Stephen Colagiuri 教授，悉尼大学

Adrian Bauman 教授，悉尼大学

合作研究者/伙伴：

Maria Fiatarone Singh 教授，悉尼大学

Ian Caterson 教授，悉尼大学

Marion Haas 副教授，悉尼科技大学

Chris Rissel 教授，悉尼大学

Mandy Williams 女士，悉尼西南和悉尼当地卫生区

Andrew Milat 先生，新南威尔士卫生部

Warwick Ruscoe 博士，南部高地综合教学部门

Michael Moore 博士，悉尼中央 GP 网络

Rene Pennock 先生，Macarthur 区教学部门

Lilian Jackson 女士，澳大利亚糖尿病委员会

项目成员：

Magnolia Cardona-Morrell，Daniel Davies，Scott Dickinson，Louise Farrell，Alice Gibson，Melissa Gwizd，Jacky Hony，Sophia Lin，Kellie Nallaiah，Emma Sainsbury 和 Philip Vita。

如果没有初级卫生保健医师、生活方式指导员、项目协调员坚持不懈的努力，"预防糖尿病，享受生活"项目是不可能完成的。这些人员分别来自悉尼中心全科医师网、南部高地医师教育基地、Macarthur 部教育基地。

最重要的是，我们要感谢那些选择加入项目的参与者，他们慷慨地提供了他们的个人信息。

"预防糖尿病，享受生活"项目通过了悉尼西南地区东部卫生站点研究伦理审查委员会的伦理审核（ID 号 X08 - 0053）。

"健康生活！对糖尿病采取行动"项目

该项目由维多利亚州政府卫生部门提供资金支持。

"健康生活！对糖尿病采取行动"项目感谢项目提供者和促进者在社区讲授课程时的献身精神。

（李会敏　译　毋中明　向莹莹　杨　珺　校）

参考文献

1. Xiao-Ren P, Guang-Wei L, Ying-Hua H, Ji-Xing W. Effects of diet and exercise in preventing NIDDM in people with impaired glucose tolerance: the Da Qing IGT and diabetes study. Diabetes Care 1997;20(4):537–44.

2. Tuomilehto J, Lindstrom J, Eriksson JG, Valle TT. Prevention of type 2 diabetes mellitus by changes in lifestyle among subjects with impaired glucose tolerance. N Engl J Med 2001;344(18):1343–50.

3. Kosaka K, Noda M, Kuzuya T. Prevention of type 2 diabetes by lifestyle intervention: a Japanese trial in IGT males. Diabetes Res Clin Pract 2005;67(2):152–62.

4. Hussain A, Claussen B, Ramachandran A, Williams R. Prevention of type 2 diabetes: a review. Diabetes Res Clin Pract 2007;76(3):317–26.

5. Gillies CL, Abrams KR, Lambert PC, Cooper NJ, Sutton AJ, Hsu RT, et al. Pharmacological and lifestyle interventions to prevent or delay type 2 diabetes in people with impaired glucose tolerance: systematic review and meta-analysis. BMJ 2007; 334(7588):299–308.

6. Blackwell CS, Foster KA, Isom S, Katula JA, Vitolins MZ, Rosenberger EL, et al. Healthy living partnerships to prevent diabetes: recruitment and baseline characteristics. Contemp Clin Trials 2010;32(1):40–9.

7. Knowler WC, Barrett-Connor E, Fowler SE, Hamman RF, Lachin JM, Walker E, et al. Reduction in the incidence of type 2 diabetes with lifestyle intervention or metformin. N Engl J Med 2002;346(6):393–403.

8. Ramachandran A, Snehalatha C, Mary S, Mukesh B, Bhaskar AD, Vijay V. The Indian Diabetes Prevention Programme shows that lifestyle modification and metformin prevent type 2 diabetes in Asian Indian subjects with impaired glucose tolerance (IDPP-1). Diabetologia 2006;49(2):289–97.

9. Lindstrom J, Ilanne-Parikka P, Peltonen M, Aunola S, Eriksson JG, Hemio K, et al. Sustained reduction in the incidence of type 2 diabetes by lifestyle intervention: follow-up of the Finnish Diabetes Prevention Study. Lancet 2006;368(9548):1673–9.

10. Knowler WC, Fowler SE, Hamman RF, Christophi CA, Hoffman HJ, Brenneman AT, et al. 10-year follow-up of diabetes incidence and weight loss in the Diabetes Prevention Program Outcomes Study. Lancet 2009;374(9702):1677–86.

11. Li G, Zhang P, Wang J, Gregg EW, Yang W, Gong Q, et al. The long-term effect of lifestyle interventions to prevent diabetes in the China Da Qing Diabetes Prevention Study: a 20-year follow-up study. Lancet 2008;371(9626):1783–9.

12. Knowler WC, Barrett-Connor E, Fowler SE, Hamman RF, Lachin JM, Walker E, et al. Within-trial cost-effectiveness of lifestyle intervention or metformin for the primary prevention of type 2 diabetes. Diabetes Care 2003;26(9):2518–23.

13. Kulzer B, Hermanns N, Gorges D, Schwarz P, Haak T. Prevention of Diabetes Self-Management Program (PREDIAS): effects on weight, metabolic risk factors, and behavioral outcomes. Diabetes Care 2009;32(7):1143–6.

14. Azizi F, Rahmani M, Emami H, Mirmiran P, Hajipour R, Madjid M, et al. Cardiovascular risk factors in an Iranian urban population: Tehran Lipid and Glucose Study (Phase 1). Soz Praventivmed 2002;47(6):408–26.
15. Bo S, Ciccone G, Baldi C, Benini L, Dusio F, Forastiere G, et al. Effectiveness of a lifestyle intervention on metabolic syndrome: a randomized controlled trial. J Gen Intern Med 2007;22(12):1695–703.
16. Saaristo T, Moilanen L, Korpi-Hyovalti E, Vanhala M, Saltevo J, Niskanen L, et al. Lifestyle intervention for prevention of type 2 diabetes in primary health care. Diabetes Care 2010;33(10):2146–51.
17. Makrilakis K, Liatis S, Grammatikou S, Perrea D, Katsilambros N. Implementation and effectiveness of the first community lifestyle intervention programme to prevent type 2 diabetes in Greece: The DE-PLAN Study. Diabet Med 2010;27:459–65.
18. Yamaoka K, Tango T. Efficacy of lifestyle education to prevent type 2 diabetes: a meta-analysis of randomized controlled trials. Diabetes Care 2005;28(11): 2780–6.
19. Ali MK, Echouffo-Tcheugui J, Williamson DF. How effective were lifestyle interventions in real-world settings that were modeled on the Diabetes Prevention Program? Health Affairs 2012;31(1):67–75.
20. Milat AJ, King L, Bauman AE, Redman S. The concept of scalability: increasing the scale and potential adoption of health promotion interventions into policy and practice. Health Promot Int 2012; 12.
21. Simmons RK, Echouffo-Tcheugui JB, Griffin SJ. Screening for type 2 diabetes: an update of the evidence. Diabetes Obes Metab 2010;12(10):838–44.
22. Ruge T, Nystrom L, Lindahl B, Hallmans G, Norberg M, Weinehall L, et al. Recruiting high-risk individuals to a diabetes prevention program. Diabetes Care 2007; 30(7):e61.
23. Zhang P, Engelgau MM, Valdez R, Benjamin SM, Cadwell B, Venkat Narayan KM. Costs of screening for pre-diabetes among US adults. Diabetes Care 2003;26(9):2536–42.
24. Colagiuri S, Hussain Z, Zimmet P, Cameron A, Shaw J. Screening for type 2 diabetes and impaired glucose metabolism. Diabetes Care 2004;27(2):367–71.
25. American Diabetes Association. Screening for type 2 diabetes. Diabetes Care 2004;27(Suppl 1):s11–4.
26. Goyder E, Wild S, Fischbacher C, Carlisle J, Peters J. Evaluating the impact of a national pilot screening programme for type 2 diabetes in deprived areas of England. Fam Pract 2008;25(5):370–5.
27. Waugh N, Scotland G, Gillet M, Brennan A, Goyder E, Williams R, et al. Screening for type 2 diabetes: literature review and economic modelling. Research Report. Health Technol Assess 2007;11(17):1–146.
28. Schwarz P, Lindstrom J, Kissimova-Scarbeck K, Szybinski Z, Barengo N, Peltonen M, et al. The European perspective of type 2 diabetes prevention: Diabetes in Europe – Prevention using Lifestyle, physical Activity and Nutrition intervention (DE-PLAN) Project Exp Clin Endocrinol Diabetes 2008;116:167–72.
29. Kramer MK, Kriska AM, Venditti EM, Miller RG, Brooks MM, Burke LE, et al. Translating the Diabetes Prevention Program: a comprehensive model for prevention training and program delivery. Am J Prevent Med 2009;37(6):505–11.
30. Aldana S, Barlow M, Smith R, Yanowitz F, Adams T, Loveday L, et al. The Diabetes Prevention Program: a worksite experience. AAOHN J 2005;53(11):499–507.

31. Ackermann RT, Finch EA, Brizendine E, Zhou H, Marrero DG. Translating the Diabetes Prevention Program into the community: The DEPLOY pilot study. Am J Prevent Med 2008;35(4):357–63.

32. Seidel MC, Powell RO, Zgibor JC, Siminerio LM, Piatt GA. Translating the Diabetes Prevention Program into an urban medically underserved community. Diabetes Care 2008;31(4):684–9.

33. Horowitz CR, Eckhardt S, Talavera S, Goytia C, Lorig K. Effectively translating diabetes prevention: a successful model in a historically underserved community. Transl Behav Med 2011;1(3):443–52.

34. Parikh P, Simon E, Fei K, Looker H, Goytia C, Horowitz CR. Results of a pilot diabetes prevention intervention in East Harlem, New York City: Project HEED. Am J Public Health 2010;100(S1):S232–9.

35. Lindstrom J, Tuomilehto J. The diabetes risk score: a practical tool to predict type 2 diabetes risk. Diabetes Care 2003;26(3):725–31.

36. Chen L, Magliano DJ, Balkau B, Colagiuri S, Zimmet PZ, Tonkin AM, et al. AUSDRISK: an Australian type 2 diabetes risk assessment tool based on demographic, lifestyle and simple anthropometric measures. Med J Aust 2010;192(4):197–202.

37. Colagiuri S, Vita P, Cardona-Morrell M, Singh M, Farrell L, Milat A, et al. The Sydney Diabetes Prevention Program: a community-based translational study. BMC Public Health 2010;10(1):328–35.

38. Colagiuri S, Davies D, Girgis S, Colagiuri R. National evidence based guideline for the case detection and diagnosis for type 2 diabetes. Canberra: Australia: Diabetes Australia and the NHMRC, 2009.

39. World Health Organization. Report of a World Health Organization consultation: use of glycated haemoglobin (HbA1c) in the diagnosis of diabetes mellitus. Diabetes Res Clin Pract 2010;93:299–309.

40. Centre for Epidemiology and Research. 2009 Report on adult health from the New South Wales Population Health Survey: 2009. Sydney, NSW: NSW Department of Health, 2010.

41. Uusitupa M, Lindi V, Louheranta A, Salopuro T, Lindstrom J, Tuomilehto J. Long-term improvement in insulin sensitivity by changing lifestyles of people with impaired glucose tolerance. Diabetes 2003;52(10):2532–8.

42. Laatikainen T, Dunbar J, Chapman A, Kilkkinen A, Vartiainen E, Heistaro S, et al. Prevention of type 2 diabetes by lifestyle intervention in an Australian primary health care setting: Greater Green Triangle (GGT) Diabetes Prevention Project. BMC Public Health 2007;7(1):249–56.

43. Moore SM, Hardie EA, Hackworth NJ, Critchley CR, Kyrios M, Buzwell SA, et al. Can the onset of type 2 diabetes be delayed by a group-based lifestyle intervention? A randomised control trial. Psychol Health 2011;26(4):485–99.

44. Oettingen G, Honig G, Gollwitzer P. Effective self-regulation of goal attainment. Int J Educat Res 2007;33:705–32.

45. Schwarzer R, Fuch R. Changing risk behaviours and adopting health behaviours: the role of self-efficacy beliefs. In: Bandura A, editor. Self-efficacy in Changing Societies. New York: Cambridge University Press; 1995: pp. 259–88.

46. WorkSafe Victoria. About WorkHealth. 2010 [April 2012]; Available from: (accessed 19 March 2013).

47. Palmer AJ, Tucker DMD. Cost and clinical implications of diabetes prevention in an Australian setting: a long-term modeling analysis. Prim Care Diabetes 2012;6(2) 109-21.

48. Gilis-Januszewska A, Szybinski Z, Kissimova-Skarbek K, Piwonska-Solska B, Pach D, Topor-Madry R, et al. Prevention of type 2 diabetes by lifestyle intervention in primary health care setting in Poland: Diabetes in Europe Prevention using Lifestyle, physical Activity and Nutritional intervention (DE-PLAN) Project. Br J Diabetes Vasc Dis 2011;11(4):198-203.

49. Horowitz CR, Brenner BL, Lachapelle S, Amara DA, Arniella G. Effective recruitment of minority populations through community-led strategies. Am J Prevent Med 2009;37(6):S195-200.

50. Murray NJ, Abadi S, Blair A, Dunk M, Sampson MJ, on behalf of the Norfolk Diabetes Prevention Study Group. The importance of type 2 diabetes prevention: The Norfolk Diabetes Prevention Study. Br J Diabetes Vasc Dis 2011;11(6):308-13.

51. Saaristo T, Peltonen M, Keinänen-Kiukaanniemi S, Vanhala M, Saltevo J, Niskanen L, et al. National type 2 diabetes prevention programme in Finland: FIN-D2D. Int J Circumpolar Health 2007;66(2):101-12.

52. Qiao Q, Pang Z, Gao W, Wang S, Dong Y, Zhang L, et al. A large-scale diabetes prevention program in real-life settings in Qingdao of China (2006-2012). Prim Care Diabetes 2010;4(2):99-103.

53. Penn L, Lordon J, Lowry R, Smith W, Mathers JC, Walker M, et al. Translating research evidence to service provision for prevention of type 2 diabetes: development and early outcomes of the "New life, New you" intervention. Br J Diabetes Vasc Dis 2011;11(4):175-81.

54. Jackson L. Translating the Diabetes Prevention Program into practice. Diabetes Educ 2009;35(2):309-20.

55. Merriam P, Tellez T, Rosal M, Olendzki B, Ma Y, Pagoto S, et al. Methodology of a diabetes prevention translational research project utilizing a community–academic partnership for implementation in an underserved Latino community. BMC Med Res Methodol 2009;9(1):20-9.

56. Amundson HA, Butcher MK, Gohdes D, Hall TO, Harwell TS, Helgerson SD, et al. Translating the Diabetes Prevention Program into practice in the general community. Diabetes Educ 2009;35(2):209-23.

第 5 章
抑郁和糖尿病预防

Norbert Hermanns

引言

　　糖尿病是世界范围内最常见的代谢紊乱性疾病之一,以持续高血糖为特点。流行病学数据显示,糖尿病是一个重要的全球健康问题。国际糖尿病联盟(IDF)预测 2011 年全世界有 3.66 亿人患有糖尿病,2030 年将上升至 5.52 亿[1]。据估计,2011 年全球成年人(年龄在 20～79 岁之间)的糖尿病患病率为 6.4%,而在 2030 年将上升至 7.7%。到 2030 年,成人中患糖尿病的总人数将从 2010 年的 2.85 亿上升至 4.39 亿[2],其原因在于人口结构(如老龄化和城市化)和饮食、运动的改变,还有部分因素是肥胖的流行和不良的生活方式。

　　抑郁是一种最常见的心理健康疾病,其发病率一直保持在总人口数的 4%～7%[3]。预计大约 1/5 的人群在一生中的某个时刻曾经历过抑郁。抑郁影响着全球大约 1.21 亿人口。2000 年抑郁成为导致残疾的主要原因之一,在全球疾病负担中排第四位。世界卫生组织(WHO)预测,2020 年抑郁在伤残调整寿命年(DALY)中排第二位,且该结果适用于所有年龄、性别人群。

　　除了都具有现代疾病的特征外,糖尿病作为一种常见的代谢紊乱性疾病,抑郁作为一种常见的精神障碍疾病,两者之间似乎存在联系。本章回顾了糖尿病和抑郁两者内在关系的实验证据,关注了它们之间可能的作用机制,概括了临床护理的作用及相关研究。

抑郁是糖尿病的危险因素

抑郁是糖尿病危险因素的假设由英国医生 Thomas Willis 在 300 年前提出,他认为糖尿病可能是长期悲伤的结果[4]。20 世纪中叶,Franz Alexander(1951)将糖尿病列为心理疾病,他认为内心的冲突使个体更容易患上糖尿病。

最近几年越来越多的实验证据支持这些假说。Knol 等人[5] 在荟萃分析中分析了抑郁对糖尿病发病率的影响。该荟萃分析包括 9 个研究,这些研究测试了未患糖尿病人群在基线水平的抑郁情况。经过一段时间的随访,发现在第 3 年和第 16 年之间出现了一个明显差异,通过自我报告或实验室测量方法对糖尿病发生率进行评估。在基线水平如果出现抑郁或有逐渐加重的抑郁症状,那么糖尿病的发病风险将上升 37%(混合危险比为 1.37,95% CI 1.14 ~ 1.63)(图 5.1)。这样看来,对于未患糖尿病的人群,抑郁或逐渐加重的抑郁症状是一个危险因素,它可能使这些人群在未来发展为糖尿病。但是作者同时强调,出现这一现象的机制尚未明确[5]。

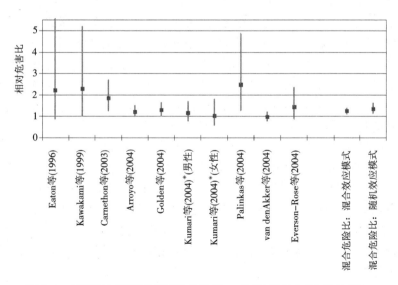

图 5.1 抑郁与 2 型糖尿病风险关系 Meta 分析(根据文献[5]改编)。

糖尿病和抑郁之间的潜在机制

目前人们正在研究行为、炎症和心理内分泌方面的机制,试图用它们来解释抑郁症对糖尿病发病的影响[6-9]。

行为机制

一些感受,如体力不足、不参与日常活动、悲伤或情绪低落等都是抑郁的典型症状。众所周知,受到这些症状影响的人群大多不注意自己的健康状况[10]。而且如果出现了抑郁症状,进行规律运动,采用健康饮食,避免肥胖也变得更加困难[10-12]。缺乏兴趣和活动减少可能会使抑郁人群不能很好地利用医疗保健系统资源,不利于及早发现和处理代谢方面的危险因素。因此我们可以合理假设,这些行为因素长期作用可能会将抑郁症状不断转化为增加的糖尿病风险。

尽管对于抑郁患者来说,糖尿病风险是由生活方式因素引起的已经十分明确,但新的发现表明,生活方式因素并不是唯一因素。Pan 等人[13]的研究表明,抑郁(由临床诊断或问卷评估确定)使年龄调整后的糖尿病风险增加42%(危害比 1.42,95% CI 1.28～1.58)。如果一些生活方式因素,如超重、吸烟、饮酒、体育运动、饮食习惯和食物类型都被考虑入多元模型中,糖尿病的相对风险仍然有明显的增加,增加17%(危害比 1.17,95% CI 1.05～1.30)。将原始模型和经过全面校正后的模型相比较发现,生活方式因素只是抑郁症患者糖尿病风险增加的部分原因。然而,改变生活方式在多元模型仍然有意义,这一事实说明,还有该研究未涉及的其他因素可能也在糖尿病风险上起作用[13]。

Golden 等人[14]通过纵向研究也证实了这些结论。原始资料危害比显示,抑郁测量值每上升5个单位,糖尿病风险将成比例上升12%(95% CI 1.03～1.21)。如果生活方式因素经过校正,危害比可以降低4个百分点至1.08(95% CI 0.99～1.19),这种关联不再具有统计学意义。总之,生活方式因素可以解释部分抑郁症患者糖尿病风险增高的原因,但是在校正生活方式因素后,风险水平依然很高,这表明其他因素对风险的增加也起作用。

炎症的作用机制

最近,作为糖尿病和抑郁之间可能的联系纽带,炎症过程受到了越来越多的关注。Howren 等人的荟萃分析[15]已经证实,抑郁和炎症标志物(CRP、C - 反应蛋白;IL - 6,白介素 6;IL - 1,白介素 1;和 IL1 - RA,白介素 1 受体拮抗剂)之间的联系具有显著的统计学意义。如果将所有的研究考虑在内,抑郁和炎症标记物间的关联强度为 d = 0.15 ~ 0.35。如果只限定于一些有明确临床抑郁症患者的研究,关联强度将显著增加到 d = 0.40(CRP),d = 0.72(IL - 6),d = 0.41(IL - 1),d = 0.31(IL1 - RA)。因此,在抑郁严重程度和炎症标记物之间存在程度 - 反应关系。严重抑郁比轻微抑郁显示出与上述炎症标志物更强的联系。

为了评估炎症标记物(CRP 和 IL - 6),Golden 等人[14]控制了抑郁患者和非抑郁者的糖尿病相对风险因素(风险比 1.42,95% CI 1.02 ~ 1.95)。校正这些炎症标记物后,糖尿病风险比下降到 1.35(95% CI 0.98 ~ 1.86)。控制炎症反应后,抑郁和糖尿病发病率之间的联系不再具有统计学意义[14]。这表明这些炎症标记物在将抑郁症状转化为糖尿病风险上起了重要作用。

以人群为基础的欧洲癌症与营养调查研究(EPIC)表明[16],CRP(风险比 1.9,95%,CI 1.2 ~ 3.2)和 IL - 6(风险比 2.57,95% CI 1.24 ~ 5.47)的增高与未来糖尿病风险的增加有显著关联。

糖尿病和炎症之间的联系不仅建立在流行病学的基础上,同样建立在干预性研究上。接受抗炎药物治疗的患者糖尿病风险有所下降,例如肿瘤坏死因子(TNF)抑制剂和治疗风湿性关节炎或牛皮癣的羟化氯喹,这两种药物分别使糖尿病风险下降38%(风险比为 0.62,95% CI 0.42 ~ 0.82)和46%(风险比为 0.54,95% CI 0.36 ~ 0.80)[17]。用 IL1 - RA 对 2 型糖尿病患者进行抗炎实验处理后,HbA1c 下降 0.46 个百分点[18,19]。

慢性炎性过程不仅被怀疑与抑郁和糖尿病风险的增加有关联,而且还可能与动脉粥样硬化并发症的进展有关[20,21]。总之,除了生活方式因素,炎症也是解释糖尿病风险增加的重要因素。

压力

Moberg 等人[22]开展的实验研究表明,突然的精神压力显著增加了胰岛素拮抗激素的浓度,例如皮质醇、肾上腺素和生长激素,同时血压也会升高。在一项葡萄糖钳夹实验中,没有精神压力时血糖水平为 6.8 mmol/L,而随着精神压力的增加,血糖水平将上升至 8.0 mmol/L。

与血糖正常的人群相比,新诊的糖尿病患者经历了更多的重大生活事件。数据表明,慢性压力在糖尿病出现前就已经存在[23]。在另一项研究中进一步发现了慢性压力(如工作压力)与 2 型糖尿病发病率的增高有关。决策自由度低和条理性差的个体糖尿病患病风险显著增加(决策自由度低的风险比为 2.2,95% CI 1.0 ~ 4.8;条理性差的风险比为 3.7,95% CI 1.2 ~ 5.7)[24]。芬兰西部一个以人群为基础的研究调查了压力和重大生活事件在代谢综合征发病机制中的作用。Pyykkönen 等人[25]已经证明压力性生活事件,尤其是与金钱和工作有关的事件,都与代谢综合征发病风险增加有关(风险比 1.42,95% CI 1.03 ~ 1.98;和 1.30,95% CI 0.99 ~ 1.70)。

总之,由于压力造成的下丘脑 – 垂体 – 肾上腺轴(HPA)和交感神经系统(SNS)的活跃以及没有有效的应对策略都可能与糖尿病患病风险的不断增高有关[8,26]。

抗抑郁药

目前有几项研究分析了使用抗抑郁药和糖尿病风险之间的联系。在糖尿病预防项目中,在基线水平或是在研究过程中一直使用抗抑郁药都显著增加了糖尿病的患病风险。对于服用抗抑郁药物的人群,调整后的糖尿病危害比在服用安慰剂组中分别是 2.25(95% CI 1.38 ~ 3.66)和 2.60(95% CI 1.37 ~ 4.94)。在生活方式干预组,风险比分别是 3.48(95% CI 1.93 ~ 6.28)和 3.39(95% CI 1.61 ~ 7.13)[27]。健康专家随访研究(HPFS)和护理健康研究(NHS I 和 II)也发现,使用抗抑郁药的人群,糖尿病的患病风险会大幅增加。对已知的糖尿病危险因素进行多元校正后,这种影响仍然存在(混合风险比 1.30,95% CI 1.14 ~ 1.49)[28]。严重的抑郁患者如果每日口服中到大剂量的抗抑郁药物超过 25 个月,糖尿病风险将增加 84%(风险比 1.84,95% CI 1.35 ~ 2.52)[29]。

这样看来,摄入抗抑郁药物是糖尿病发生的一个危险因素。但是需要更多研究来确定糖尿病风险增加是否是抗抑郁药物本身对机体代谢的影响而引起的,或是严重的抑郁需要药物治疗,而抑郁造成了糖尿病风险的增加。其中,仍然需要明确是否存在一些其他物质影响着糖尿病的发病风险。

将增多的抑郁症状或者临床抑郁症转变为糖尿病风险的机制可能与先天免疫系统激活和 HPA 轴异常调节有关。后者可能导致炎症标记物的增加和胰岛素抵抗激素的释放。除了这些炎症和神经内分泌机制,抑郁症出现的行为改变也导致糖尿病风险的增加。需要进一步研究来探索并阐明这些在抑郁和糖尿病之间的可能介导机制。

　　虽然抑郁已经被证实为是糖尿病的危险因素，但是单独的抑郁行为改变不能解释抑郁患者中不断增高的糖尿病发病率。显然，需要更多研究来进一步阐明上文提到的抑郁和糖尿病的联系机制。

　　从临床角度看，当前的知识水平建议糖尿病预防项目不仅需要关注于生活方式因素的改变，如饮食行为、体育运动，也需要改善抑郁症状以及身体亚健康状态，或者还要考虑生活方式改变引起的情感障碍。

糖尿病预防的情感问题

　　因为有大量证据表明可以通过改变饮食行为、控制体重和增强体育运动等方式避免 2 型糖尿病的发生，所以采用非药物治疗的糖尿病预防项目关注于改变生活方式[30,31]。然而又有证据表明，情感抑郁对糖尿病发病有一定影响，因此在糖尿病风险增高人群中进行的干预项目不仅要关注与生活方式相关的问题，也要重视情感问题。

　　与糖尿病预防相关的情感问题包括：
- 对糖尿病和(或)健康风险的态度；
- 改变饮食和(或)运动行为的障碍；
- 维持生活方式改变带来的问题；
- 不利于生活方式改变的日常问题。

　　糖尿病预防项目也应该允许参与者与他人分享在消极情绪和亚健康状态下生活的经验。

　　下面我们将分享一些来自 PREDIAS 项目[32,33]、糖尿病预防项目[34]和 IMAGE 项目[35]的例子，它们都介绍了当前糖尿病预防项目是如何处理情感问题的。

有关糖尿病和健康风险的态度

　　对于面临 2 型糖尿病风险的人群来说，主要的挑战是鼓励他们采取预防措施。一些人缺乏糖尿病风险因素的相关知识，而另一些人可能忽视了这些风险或者过分担心自己的健康[36]。结果或是缺乏改变生活方式的积极性或是由于过分担心而出现焦虑或悲伤。糖尿病预防项目可以提供可靠的健康风险信息，使面临糖尿病风险的人群能够正确评估他们的健康状况和糖尿病风险。因此，糖尿病预防项目应该提供简单易懂的关于生活方式因素影响健康状况的信息。这将有助于提高面临糖尿病风险人群的积极性,学习更多关于糖尿病风险的知识并改变个人生活方式。个人风险状况评价工具能够帮助人们实现自身健康风险的评估[37]。这不但可以激励他们改变生活方式,也可以防止对健康状况过分的、不现实的担忧和焦虑。

改变生活方式的障碍

一般来说,饮食行为由固定的饮食习惯决定。饮食除了供应能量,还需满足许多其他要求,这时的饮食行为是由文化因素和习惯决定的[38]。晚餐作为一项社交活动,提供了人们与他人见面并在融洽氛围中相互交流的机会。用餐时人们不仅可以讨论一天的行程,还可以确定下次家庭见面的时间。进餐频率和内容的变化,有时候被认为会损害饮食上已固定的社交文化。因此,改变饮食行为和方式具有共同障碍。

此外,进食不仅是对饥饿感的回应,有时候还是对负面情绪的反应,比如压力、烦恼或悲伤。进食有时候被看作为是对负面情绪的一种安慰。因此,如果不对上述生活中的负面情绪制订更好的应对策略,改变饮食习惯可能会对健康产生负面效应。

这些与饮食相关的文化、社交和调控负面情绪的功能,可能是改变饮食方式的重要障碍[39]。因此,糖尿病预防项目应该重视饮食的这些功能。对情感个体化分析,有助于发现更好的应对生活负面情绪的策略。考虑饮食在文化和社交两个层面的作用有助于发掘低卡路里的摄食方法,同时也有利于保持饮食对文化和社交层面的积极作用。分析饮食行为心理,有助于为改变饮食习惯,筛选出合理又符合实际的策略[40,41]。

对于高风险糖尿病患者来说,积极进行体育运动通常是一个重大挑战[38]。体育运动的负面经历或负面自我形象对加强日常锻炼来说是一个主要障碍[42]。因此,了解个体对体育运动的态度以及先前的运动经历,有助于选择合理的日常运动方式。糖尿病高风险人群相互交流关于体育运动的看法,可能有助于改变运动障碍因素。

日常生活中生活方式改变的维持

许多具有糖尿病高风险的人群,先前已经努力去尝试减轻体重和提高运动水平[43]。在最初成功地调整生活方式后,很多人发现这些行为方式的变化很难去维持。因此,又回到原有的饮食方式,不再进行运动的现象很普遍。同样地,由于尝试改变没有成功而产生的挫败感和失落感也相当普遍。这些先前的负面经历,对于再次尝试改变为健康的生活方式是一个重要的障碍。

　　糖尿病预防策略应该与维持饮食和运动策略结合起来[44]。这种策略通常涉及体重和运动监督机制的建立。后面的部分是如何制订一个计划，以便当个体回到先前的生活方式时，知道应该如何去做。在这些情况下，计划好预防措施是一种很有帮助的维持策略，例如记录每天的饮食。有了这样的记录，有利于重新确定不利于维持饮食和运动的因素，从而帮助制订合理的措施，避免或者改变这种情况。

　　维持策略的另一个重点在于帮助糖尿病预防项目参与者建立一种关于长期采用健康生活方式时，出现困难的切实期望值[45]。许多参与者的期望值过于乐观不符合实际，因此失败的风险很高。而过分悲观的期望值又会让他们重回到"旧的生活方式"，并且认为这是理所当然而不是失败的证据。所要解决的问题不是关注个体是否会回到过去的饮食和生活方式，而是应该关注如何成功地应对这些情况的再次发生[39]。

其他不利于生活方式改变的问题

　　许多有患 2 型糖尿病风险的人群不得不建立并维持一个健康的生活方式，但是与此同时他们会遇到其他问题。他们可能会有一些职业需求不利于进行定期的体育运动或者建立新的健康的饮食习惯。他们也可能会有家庭方面的需求，比如照顾孩子、孙子或父母。频繁家庭聚会的饮食诱惑或食物和饮料的充足供应也会使改变变得困难。通常人们不会选择退出社交活动。

　　干预措施应该在帮助患者采取健康生活方式的同时，使患者能够正常参与社交活动[46,47]。我们已经发现群体干预是有帮助的。与同样不能协调好社交需求的其他健康生活方式小组的成员进行经验交流，能够帮助高风险人群认识到如何解决这些问题。而有些小组成员在建立和维持健康生活方式的同时成功地扮演了家庭和职业等社会角色，获得这些成功的策略是群体干预的另一个益处。对于如何处理诱惑，在维持健康生活方式的同时，不冒犯重要人物也不退出社会交往，自我决断的技巧可能会有帮助。因此，解决这些潜在危害健康生活方式事件的策略也应该被列入糖尿病预防项目。

负面情绪和亚健康状态

　　负面情绪和亚健康状态不利于开展生活方式改变项目，因为个体在改变生活方式后，会很快就感受到负面效应，而积极的效应，如降低了患糖尿病和心血管疾病的风险,则会在较远的未来才能体会到。因此,糖尿病预防项目应该为患者提供一定的空间来表达与生活方式变化相关的负面情绪。在群体干预中,参与者可以了解到其他成员在生活方式变化后的情绪体验。对于不同的个人,可能会有不同的体验、看法和认识。还有一种可能,患病风险高的人群会采用更积极的方式思考他们的生活方式变化,从而产生较少的负面情绪[42,48]。

预防项目的项目管理者除了缓解小组讨论中产生的负面情绪外,还应该识别有严重心理健康问题的个体,并建议他们向心理健康专家咨询。

糖尿病预防项目对情感状态的作用

PREDIAS 是糖尿病预防的一个群体项目,它不仅强调生活方式的改变,例如减重和增加体育运动,还重视文中提到的生活方式调整后的心理问题。PREDIAS 项目由 12 堂课组成,已经在其他地方描述过这个项目的内容[32,33]。PREDIAS 项目在心理健康状态、抑郁和焦虑症状方面的作用由 12 个月的随访评估得出[49,50]。效应量(Cohen's d)如下:健康状态 d = 0.33,抑郁 d = 0.28,焦虑症 d = 0.49(图 5.2)。与对照组成员相比,PREDIAS 成员组对焦虑症的影响显著。这个效应的大小代表了对健康状态中到大的影响。

这些结果说明,虽然生活方式的变化并不一定会带来负面情绪的增加,但是如果糖尿病预防项目增加心理干预内容,将会带来心理相关方面

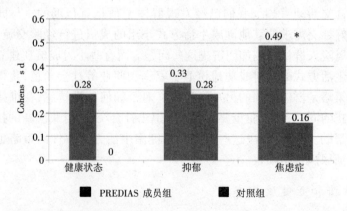

图 5.2　心理学导向的糖尿病预防项目(PREDIAS)对不同人群的效应量大小(根据文献[49]、[50]改编)。

的积极效应。

总之 PREDIAS 研究表明,关注人群心理活动的糖尿病预防策略能改善人群心理。项目指出,抑郁可能是患 2 型糖尿病的风险因素,但可喜的是解决糖尿病预防中的人群情绪问题方案是可行的,它不仅会减少人群焦虑、抑郁等负面情绪的发生,同时还将促进人群的心理健康状态。

(王才娟　译　毋中明　蔡宝琪　向莹莹　校)

参考文献

1. International Diabetes Federation. IDF Diabetes Atlas, 5th edn. Available from: http://www.idf.org/diabetesatlas/5e/the-global-burden (accessed 3 March 2013).
2. Shaw JE, Sicree RA, Zimmet PZ. Global estimates of the prevalence of diabetes for 2010 and 2030. Diabetes Res Clin Pract 2010;87(1):4–14.
3. Wittchen HU, Muller N, Pfister H, Winter S, Schmidtkunz B. Affektive, somatoforme und Angststörungen in Deutschland: Erste Ergebnisse des bundesweiten Zusatzsurveys "Psychische Störungen" [Affective, somatoform and anxiety disorders in Germany: initial results of an additional federal survey of "psychiatric disorders"]. Gesundheitswesen 1999;61:S216–222.
4. Willis T. Pharmaceutice rationalis sive diabtriba de medicamentorum operantionibus in humano corpore. Oxford: 1675.
5. Knol MJ, Twisk JW, Beekman AT, Heine RJ, Snoek FJ, Pouwer F. Depression as a risk factor for the onset of type 2 diabetes mellitus: a meta-analysis. Diabetologia 2006;49(5):837–45.
6. Brown AD, Barton DA, Lambert GW. Cardiovascular abnormalities in patients with major depressive disorder: autonomic mechanisms and implications for treatment. CNS Drugs 2009;23(7):583–602.
7. de Hert M, Dekker JM, Wood D, Kahl KG, Holt RI, Moller HJ. Cardiovascular disease and diabetes in people with severe mental illness position statement from the European Psychiatric Association (EPA), supported by the European Association for the Study of Diabetes (EASD) and the European Society of Cardiology (ESC). Eur Psychiatry 2009;24(6):412–24.
8. McIntyre RS, Rasgon NL, Kemp DE, Nguyen HT, Law CW, Taylor VH, et al. Metabolic syndrome and major depressive disorder: co-occurrence and pathophysiologic overlap. Curr Diab Rep 2009;9(1):51–9.
9. Pickup JC. Inflammation and activated innate immunity in the pathogenesis of type 2 diabetes. Diabetes Care 2004;27(3):813–23.
10. Gonzalez JS, Peyrot M, McCarl LA, Collins EM, Serpa L, Mimiaga MJ, et al. Depression and diabetes treatment nonadherence: a meta-analysis. Diabetes Care 2008; 31(12):2398–403.
11. Ciechanowski PS, Katon WJ, Russo JE. Depression and diabetes: impact of depressive symptoms on adherence, function, and costs. Arch Intern Med 2000; 160(21):3278–85.
12. Katon W, Cantrell CR, Sokol MC, Chiao E, Gdovin JM. Impact of antidepressant

drug adherence on comorbid medication use and resource utilization. Arch Intern Med 2005;165(21):2497–503.

13. Pan A, Lucas M, Sun Q, Van Dam RM, Franco OH, Manson JE, et al. Bidirectional association between depression and type 2 diabetes mellitus in women. Arch Intern Med 2010;170(21):1884–91.

14. Golden SH, Lazo M, Carnethon M, Bertoni AG, Schreiner PJ, Diez Roux AV, et al. Examining a bidirectional association between depressive symptoms and diabetes. JAMA 2008;299(23):2751–9.

15. Howren MB, Lamkin DM, Suls J. Associations of depression with C-reactive protein, IL-1, and IL-6: a meta-analysis. Psychosom Med 2009;71(2):171–86.

16. Spranger J, Kroke A, Mohlig M, Hoffmann K, Bergmann MM, Ristow M, et al. Inflammatory cytokines and the risk to develop type 2 diabetes: results of the prospective population-based European Prospective Investigation into Cancer and Nutrition (EPIC)-Potsdam Study. Diabetes 2003;52(3):812–7.

17. Solomon DH, Massarotti E, Garg R, Liu J, Canning C, Schneeweiss S. Association between disease-modifying antirheumatic drugs and diabetes risk in patients with rheumatoid arthritis and psoriasis. JAMA 2011;305(24):2525–31.

18. Larsen CM, Faulenbach M, Vaag A, Ehses JA, Donath MY, Mandrup-Poulsen T. Sustained effects of interleukin-1 receptor antagonist treatment in type 2 diabetes. Diabetes Care 2009;32(9):1663–8.

19. Larsen CM, Faulenbach M, Vaag A, Volund A, Ehses JA, Seifert B, et al. Interleukin-1-receptor antagonist in type 2 diabetes mellitus. N Engl J Med 2007;356(15):1517–26.

20. Shishehbor MH, Bhatt DL. Inflammation and atherosclerosis. Curr Atheroscler Rep 2004;6(2):131–9.

21. Ridker PM, Silvertown JD. Inflammation, C-reactive protein, and atherothrombosis. J Periodontol 2008;79(8 Suppl):1544–51.

22. Moberg E, Kollind M, Lins PE, Adamson U. Acute mental stress impairs insulin sensitivity in IDDM patients. Diabetologia 1994;37(3):247–51.

23. Mooy JM, de Vries H, Grootenhuis PA, Bouter LM, Heine RJ. Major stressful life events in relation to prevalence of undetected type 2 diabetes: the Hoorn Study. Diabetes Care 2000;23(2):197–201.

24. Agardh EE, Ahlbom A, Andersson T, Efendic S, Grill V, Hallqvist J, et al. Work stress and low sense of coherence is associated with type 2 diabetes in middle-aged Swedish women. Diabetes Care 2003;26(3):719–24.

25. Pyykkonen AJ, Raikkonen K, Tuomi T, Eriksson JG, Groop L, Isomaa B. Stressful life events and the metabolic syndrome: the prevalence, prediction and prevention of diabetes (PPP)-Botnia Study. Diabetes Care 2010;33(2):378–84.

26. Golden SH. A review of the evidence for a neuroendocrine link between stress, depression and diabetes mellitus. Curr Diabetes Rev 2007;3(4):252–9.

27. Rubin RR, Ma Y, Marrero DG, Peyrot M, Barrett-Connor EL, Kahn SE, et al. Elevated depression symptoms, antidepressant medicine use, and risk of developing diabetes during the diabetes prevention program. Diabetes Care 2008;31(3):420–6.

28. Pan A, Sun Q, Okereke OI, Rexrode KM, Rubin RR, Lucas M, et al. Use of antide-pressant medication and risk of type 2 diabetes: results from three cohorts of US adults. Diabetologia 2012;55:63–72.

29. Andersohn F, Schade R, Suissa S, Garbe E. Long-term use of antidepressants for depres-sive disorders and the risk of diabetes mellitus. Am J Psychiatry 2009;166(5):591–8.

30. Gillies CL, Abrams KR, Lambert PC, Cooper NJ, Sutton AJ, Hsu RT, et al. Pharmacological and lifestyle interventions to prevent or delay type 2 diabetes in people with impaired glucose tolerance: systematic review and meta-analysis. BMJ 2007; 334(7588):299.

31. Orozco LJ, Buchleitner AM, Gimenez-Perez G, Roque IF, Richter B, Mauricio D. Exercise or exercise and diet for preventing type 2 diabetes mellitus. Cochrane Database Syst Rev 2008;3:CD003054.

32. Hermanns N, Gorges D. Primäre Diabetesprävention – PRAEDIAS – ein neues Schulungs und Behandlungsprogramm. Diabetes Aktuell 2007;5(2):54–64.

33. Hermanns N, Gorges D. PREDIAS: A structured treatment and education programme for prevention of type 2 diabetes. 2011. Available from: http://www.image-project.eu/pdf/PRAEDIAS.pdf (accessed 3 March 2013).

34. Diabetes Prevention Program Research Group. The Diabetes Prevention Program (DPP): description of lifestyle intervention. Diabetes Care 2002;25(12):2165–71.

35. Lindstrom J, Neumann A, Sheppard KE, Gilis-Januszewska A, Greaves CJ, Handke U, et al. Take action to prevent diabetes: the IMAGE toolkit for the prevention of type 2 diabetes in Europe. Horm Metab Res 2010;42(Suppl.1):S37–55.

36. Drapkin R, Wing R, Shiffman S. Responses to hypothetical high risk situations: do they predict weight loss in a behavioral treatment program or the context of dietry lapses? Health Psychol 1995;14:427–34.

37. Kanfer FH, Hagerman S. A model of self-regulation. In: Halisch F, Kuhl J, editors. Motivation, Intention and Volition. Berlin: Springer; 1987: pp. 293–307.

38. Biddle SHJ, Fox KR. Motivation for physical activity and weight management. Int J Obes (Lond) 1998;22(Suppl. 2):S39–47.

39. Bryne SM. Psychological aspects of weight maintenance and relapse in obesity. J Psychosom Res 2002;53:1029–36.

40. Delahanty LM, Meigs JB, Hayden D, Williamson DA, Nathan DM. Psychological and behavioral correlates of baseline BMI in the diabetes prevention program (DPP). Diabetes Care 2002;25(11):1992–8.

41. Gorges D, Kulzer B, Hermanns N, Schwarz P, Haak T. Psychologische und verhaltensbezogene Prädiktoren einer erfolgreichen Gewichtsreduktion in der Prävention des Typ 2 Diabetes. Diabetol Stoffwech 2009;4(Suppl.1):255.

42. McAuley E, Courneya K. Adherence to exercise and physical activity as health promoting behaviors: attitudinal and self-efficacy influences. Appl Prevent Psychol 1993;2:65–77.

43. Brownell KD, Jeffery RW. Improving long-term weight loss: pushing the limits of treatment. Behav Ther 1987;18:353–74.

44. Jeffery RW, Bjornson-Benson WM, Rosenthal BS, Lindquist RA, Kurth CL, Johnson SL. Correlates of weight loss and its maintenance over two years of follow-up among middle-aged men. Prevent Med 1984;13:155–68.

45. McGuire MT, Wing R.R., Klem ML, Lang W, Hill JO. What predicts weight regain in a group of sucessful weight losers. J Consult Clin Psychol 1999;67:177–85.

46. Gormally J, Rardin D. Weight loss and maintenance and changes in diet and exercise for behavioral counseling and nutritin education. J Counsel Psychol 1981; 28:295–304.

47. Dubbert PM, Wilson GT. Goal setting and spouse involvement in the treatment of obesity. Behav Res Ther 1984;22:227–42.

48. Klem ML, Wing R.R., Lang W, McGuire MT, Hill JO. Does weight loss maintenance become easier over time? Obes Res 2000;8:438–44.

49. Kulzer B, Hermanns N, Gorges D, Schwarz P, Haak T. Prevention of diabetes self-management program (PREDIAS): effects on weight, metabolic risk factors, and behavioral outcomes. Diabetes Care 2009;32(7):1143–6.

50. Kulzer B, Hermanns N, Gorges D, Schwarz P, Haak T. Effect of a diabetes prevention programme (PREDIAS) on metabolic risk factors and quality of life: results of a randomised controlled trial. Diabetologia 2010;53(Suppl.1):S83.

第6章
极具挑战环境下的糖尿病预防

Abdul Basit, Musarrat Riaz

　　巴基斯坦是一个经济模式、教育模式和社会模式多样化的发展中国家,其人口达到 1 亿 6 166 万,其中 68% 的人口居住在农村地区。巴基斯坦面临着多方面的挑战:30% 的人口生活在贫困线水平以下,45% 的人口无法获得安全饮用水,40% 的人口无法获得基本卫生服务,900 万的 5 岁以下儿童营养不良,巴基斯坦的教育指标在南亚最差,有 800 万孩子上不起学[1]。

　　巴基斯坦可用的卫生设施非常差,共有 149 201 名注册医生,每个医生要服务 1 206 人,同时有 10 958 名注册牙科医生和 76 244 名护士[2]。在过去的 40 年中,巴基斯坦公共部门在卫生方面的支出几乎没有增长。自 1970 年以来,卫生和卫生基础设施上的财政支出仅占 GDP 的 0.7% ~ 0.8% 及政府总支出的 3.5%。巴基斯坦在发展卫生基础设施上的花费不到卫生预算的 30%,而私人支出占卫生总支出的大多数(75%)[3]。

　　据国际糖尿病联盟(IDF)估计,在巴基斯坦大约有 710 万人患有糖尿病,在全世界排第七,并且成人糖尿病患者的数量最多[4],预计这一数字在 2030 年将增加到 1 380 万,排世界第四,这些预测是基于巴基斯坦四个省的市区和农村在不同时期的以人口为基础的一些研究,数据显示,男性糖尿病患病率为 3.7% ~ 16.2%,女性为 4.8% ~ 11.7%,男性糖耐量减低(IGT)的发生率为 4.5% ~ 8.2%,女性为 5.8% ~ 14.3%[5-8]。

　　在巴基斯坦,糖尿病并发症的发病率非常高,冠状动脉疾病(CAD)发病率为 15.1%,周围血管病变(PVD)为 5.5%,脑血管疾病为 4.5%[9],同样地,估计有 15.9% 的人有视网膜病变,4% 的人有足部溃疡,8.4% 的人肌酐升高伴或不伴终末期肾功能障碍(ESRD)[9-11]。

　　治疗糖尿病并发症所带来的经济负担需要引起人们的高度重视。巴基斯坦每年的人均医疗保健支出是 1.7 美元(220.58 卢比),得克萨斯大学治疗 1 型糖尿病足部溃疡的平均直接成本为 21 美元(2 886 卢比),是巴基斯坦普通家庭平均卫生支出的 10 倍以上[12],这意味着巴基斯坦患有足部溃疡的 40 万人(占总人口的 0.22%)所需要的费用是总卫生预算的两倍。

根据世界卫生组织(WHO)的预测,巴基斯坦在未来 10 年中慢性病的死亡人数将增加 27%,预计糖尿病的死亡人数将增加 51%。仅在 2005 年,巴基斯坦的国民收入就因糖尿病引起的过早死亡而损失了 10 亿美元,如果不采取解决方法,在未来 10 年国民收入将进一步损失 310 亿美元[13]。

与其他人群相比,南亚人已确定的糖尿病患病风险因素是多方面的,包括不断增加的胰岛素抵抗、代谢综合征和腹部肥胖率[14,15]。虽然南亚人体重指数(BMI)较低,但与欧洲人相比,南亚人有更高的糖尿病和冠状动脉性心脏病(CAD)发病率。因此,WHO 和 IDF 都为亚洲人制订了不同的 BMI 临界值(即 BMI > 23 kg/m^2 为超重,BMI > 25 kg/m^2 为肥胖)。同样,在任何 BMI 等级下,南亚人比欧洲人的内脏脂肪更高,这与相同 BMI 条件下更高程度的胰岛素抵抗有关[16]。研究人员对巴基斯坦的卡拉奇市进行了一次流行病学调查,该调查对 25 岁及以上成人的代谢综合征情况进行了研究,通过对 699 595 人中随机选择的 500 户家庭筛选出的 840 名受试者调查发现,根据亚洲人腰围的临界值,有 68% 的女性和 46% 的男性肥胖[17];在另一项研究中,根据亚洲人的 BMI 标准,18% 的人被认为是肥胖,27% 的人为超重[18],代谢综合征的患病率为 18% ~46%[18]。

2 型糖尿病患病率的增加主要发生在中老年人,这在一定程度上与儿童时期肥胖率的上升有关。1990 ~ 1994 年巴基斯坦国民健康调查显示,全国人口中有 1% 的肥胖人群(BMI > 30 kg/m^2),15 ~ 24 岁年龄段超重(BMI > 25 kg/m^2)的人群占全国人口的 5%[19]。类似的研究在卡拉奇市的 8 ~ 10 岁学龄儿童中进行,研究结果显示 4.3% 的人为肥胖,9.8% 的人为超重,该研究结果还表明,大部分的学龄儿童都具有可变的糖尿病危险因素,比如缺乏运动、不健康的饮食习惯和 BMI 的增加[20-22],生活在有糖尿病家族史、高收入群体及居住在城市家庭中的儿童,其某些可变危险因素(如超重和缺乏运动)的发生频率更高[22-25],人们已经注意到行为干预在这些高危人群中产生的积极影响[25]。

营养不良在孕妇也并不少见,它可以导致胎儿宫内发育迟缓(IUGR)和代谢潜能异常[26],孕产妇死亡率上升和低出生体重是孕产妇营养不良的两个重要指标,在巴基斯坦,两者的发生率都非常高[27],关于低出生体重儿童的超重或肥胖的发生率在全国范围内缺乏权威性的数据。然而,关于孕产妇的健康对后代机体葡萄糖稳态的影响的一项初步研究表明,低出生体重(<2.5 kg)儿童的发生率在营养不良的孕妇为 11.1%,而在营养正常的孕妇为 7.4%,此外,与营养正常的产妇所产的新生儿相比较,营养不良的产妇所产新生儿的脐带血血糖较高(94.6 ± 35.8 对 83.2 ± 38.1 mg/dL),且胰岛素浓度较低(11.4 ± 11.5 对 12.5 ± 17.44 pmol/L)[28],研究者在这项初步研究之后又进行了一次纵向研究,早期妊娠的孕妇被招募入组并进行随访,分析孕妇的营养状况及其对新生儿心血管代谢状态的影响。

　　最近,在俾路支省的农村地区进行了一项研究,主要观察糖尿病患病率、空腹血糖调节受损及相关危险因素随时间的变化。这个以社区为基础的研究于 2010 年在南部俾路支省的 16 个村子进行,共 1 264 人,年龄为 25 岁及以上,该研究的结果与 7 年前类似的研究相比,糖尿病的患病率增长了两倍(从 7.2% 增长到 14.2%),空腹血糖调节受损的发生率也明显增加(从 6.5% 增加到 11.0%)(图 6.1)[29]。

　　一些研究表明,生活方式的改变可以使体重减轻,增加运动和改善饮食可以将发展为糖尿病的风险降低约 60%[30,31],在一些随机试验中,药物治疗对预防 2 型糖尿病也被证实有效。最近一项关于初级预防的前瞻性研究已在巴基斯坦完成[32],巴基斯坦糖尿病协会(DAP)及巴凯糖尿病学和内分泌学研究所(BIDE)与奥斯陆大学(UIO)合作,在口服葡萄糖耐量试验(OGTT)检查预先确定的基础上鉴别高危人群,这些受试者从诊所、各种组织和机构举办的公众意识项目上招募而来,根据干预计划分为

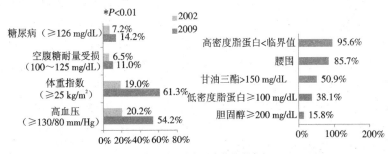

图 6.1　2002 ~ 2009 年巴基斯坦俾路支省农村地区糖尿病患病率随时间的变化[29]。

三组,包括生活方式(饮食和运动相结合)改变组(LSM)、药物治疗组(二甲双胍)、药物和生活方式改变组(图 6.2),一共有 47 例糖尿病被诊断(总发病率为每月每 1 000 人中有 4 例,药物治疗组的发病率为每月每 1 000 人中 8.6 例,LSM 组为 2.5 例,LSM + 药物组为 2.3 例),这项研究表明,对该地区糖耐量减低的人群进行生活方式干预对糖尿病预防有重要影响,加用药物并没有使糖尿病的患病率得到改善,这个预防性研究的结果将有助于在未来开展大规模的公众意识项目。

尽管面临多种挑战,采用非药物的生活方式来预防糖尿病是非常有效的。糖尿病的预防和控制尤其适用于像巴基斯坦这样的国家,因为这些国家存在遗传倾向的增加、发病人群的年轻化以及在初级保健水平缺乏有效治疗糖尿病的能力等问题,同时,医疗保健对可能出现的并发症的治疗不均衡,会使糖尿病预防和控制方面的投资过大。2 型糖尿病的预防需要一个可靠的系统,这个系统不仅用来收集当地的数据,还要评估和监测现状以制订合适的管理方针。巴基斯坦在全国范围内缺乏监测及糖尿病研究是控制 2 型糖尿病流行发展规划的基础障碍。

糖尿病初级预防中的主要挑战是地区和国家项目试验的实现,通过 OGTT 筛查高危个体比较昂贵且费时,进一步来讲,这种方法不方便且需要医生来解释检查结果,这些都使得大规模开展筛检项目变得不切实际。因此,人们开发出关于不同人群的多种风险评分并进行验证,已经被证实可以有效地鉴别出有发展为 2 型糖尿病风险的人群[30],然而,一些高加索人衍生出来的风险评分标准对南亚人群的预测价值较低,这表明风险评分标准可能需要为相关的特定人群开发[33,34],因此,巴基斯坦人糖尿病风险评估(RAPID)的风险评分基于自我评估问卷,已于最近公布,预计将有助于为未来启动大规模公众意识项目奠定基础,问卷包括年龄、糖尿病家族史及腰围[35],这些参数很容易理解并且可以用来鉴别易发展为糖尿病的高危人群及未诊断的糖尿病。在未来,使用手机、互联网技术等简单、经济的措施来改变生活方式将会被用于大规模的宣传活动。

虽然糖尿病的初级预防还没有得到巴基斯坦政府卫生部门的重视,但政府层面的某些项目(如孕产妇和儿童健康项目、女孩营养项目)对其帮助很大。1995 年,巴基斯坦制订了国家行动计划来控制糖尿病[36],2004 年糖尿病作为主要的慢性疾病之一被人们认识,并且该疾病需要国家水平的策略来控制其快速流行[37]。

非政府组织在 2 型糖尿病的预防上也发挥着非常重要的作用,其主要通过安排卫生保健工作者对患者进行继续教育计划而发挥作用。在巴

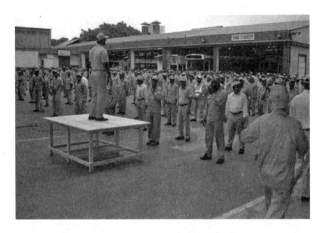

图 6.2　在一家工厂的生活方式改变计划。

基斯坦,社区的宣传活动为糖尿病的初级预防和控制做出了贡献,巴基斯坦糖尿病协会[36]作为 WHO 的合作中心也为其做出了巨大贡献,并在巴基斯坦的所有省份开展了全国范围的糖尿病调查[5-8]。

　　糖尿病和内分泌学作为独立的亚专科被巴基斯坦的内外科医生学会(CPSP)认识到,是糖尿病发展为第二、三级护理科室的重要一步。在卡拉奇,BIDE(巴凯糖尿病学和内分泌学研究所)在教育医疗专业人员方面也做出了巨大贡献,其定期为家庭医生组织进行为期一年的糖尿病学课程,并且有 12 批即 258 名医生完成了此课程,同样,BIDE 还提供糖尿病教育方面为期一年的大学课程,有 83 名教育工作者顺利地完成了此课程。在这些文凭持有者的帮助下,外围糖尿病中心(PDC)在巴基斯坦的全国范围内建立,并与 BIDE 合作积极参加各种临床研究和教育活动,包括糖尿病的初级预防,基于其服务水平,BIDE 被评为 IDF(国际糖尿病联盟)认可的糖尿病教育中心[38]。

　　媒体也开始在糖尿病的初级预防中发挥重要作用,印刷和电子媒体(包括调频收音机和电视节目)正使用一种普通的功能有效地传达信息。在国际糖尿病日当天,由政府和非政府机构组织的一年一度的游行不仅在大城市,在小城市、部分市区及农村地区也均有进行(图 6.3)。

　　最近,巴基斯坦的国家糖尿病教育者协会(NADEP)已经建立,目的是让人们能够预防和控制糖尿病[39],其为家庭医生、医学生和其他医疗专业人员定期组织进行继续医学教育项目、讲座、研讨会和座谈会,除了开展与糖尿病预防和管理各方面有关的基础和高级课程外,公众意识项

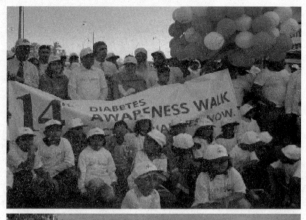

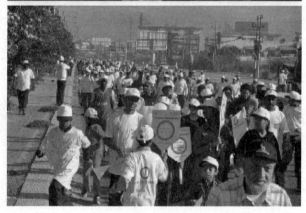

图 6.3　糖尿病意识游行。

目和媒体活动也是糖尿病初级预防的常规内容,儿童和学校的宣传项目已经引起特别关注,有关项目正定期进行以增强儿童关于糖尿病初级预防中可改变的危险因素的意识。

　　网络的发展及积极开展的糖尿病预防,都极有助于在不同环境中形成覆盖全局的经验[40],由 Schwarz 等人写的一本关于初级预防的书已经出版,这是非常成功的。全球的糖尿病调查使一些知识分子投入进来,这些知识分子来自于医疗专业人员及对此重要使命感兴趣的同行。糖尿病预防的世界会议推动人们向这种流行病进攻,Bridges 代表 IDF 宣布 D-Start 项目,对糖尿病的初级预防做出了重要贡献[41]。巴基斯坦和越南被选为初级预防项目的实施点,芬兰为配合点,所有的这些步骤将有助于在巴基斯坦创造一个促进健康的生活方式及预防 2 型糖尿病的环境和资源动员。

（罗萍艳　译　毋中明　蔡雪芹　杨晓园　校）

参考文献

1. Pakistan Statistical year book: 2005. Government of Pakistan, Statistics Division Federal Bureau of Statistics.

2. Pakistan economic survey 2011–2012, Government of Pakistan, Ministry of Finance, Islamabad. Available from: http://www.finance.gov.pk/survey/chapter_12/11-Health AndNutrition.pdf (accessed 25 March 2013).

3. Human Development in South Asia: The Health Challenge, 2004. Available from: http://www.mhhdc.org/reports/HDRSA%202004.pdf (accessed 4 March 2013).

4. International Diabetes Federation (IDF) Atlas, 4th edn. 2009.

5. Shera AS, Rafique G, Khwaja IA, Ara J, Baqai S, King H. Pakistan National Diabetes Survey: prevalence of glucose intolerance and associated factors in Shikarpur, Sindh Province. Diabet Med 1995;12:1116–21.

6. Shera AS, Rafique G, Khwaja IA, Baqai S, Khan IA, King H. Pakistan National Diabetes Survey prevalence of glucose intolerance and associated factors in North West at Frontier Province (NWFP) of Pakistan. J Pak Med Assoc 1999;49:206–11.

7. Shera AS, Rafique G, Khawaja IA, Baqai S, King H. Pakistan National Diabetes Survey: prevalence of glucose intolerance and associated factors in Baluchistan province. Diabetes Res Clin Pract 1999;44:49–8.

8. Shera AS, Basit A, Fawwad A, Hakeem R, Ahmedani MY, Hydrie MZ, et al. Pakistan National Diabetes Survey: prevalence of glucose intolerance and associated factors in the Punjab Province of Pakistan. Prim Care Diabetes 2010;4:79–83.

9. Basit A, Hydrie MZI, Hakeem R, Ahmedani MY, Masood Q. Frequency of chronic complications of type 2 diabetes. J Coll Physicians Surg Pak 2004;14:79–3.

10. Shera AS, Jawad F, Maqsood A, Jamal S, Azfar M, Ahmed U. Prevalence of chronic complications and association in type 2 diabetes. J Pak Med Assoc 2004;54:54–9.

11. International Diabetes Federation (IDF) Diabetes Atlas, 2nd edn. 2003.

12. Ali SM, Fareed A, Humail SM, Basit A, Ahmedani MY, Fawwad A, Miyan Z. The personal cost of diabetic foot disease in developing world: a study from Pakistan. J Diabet Med 2008;25:1231–3.

13. World Health Organization. Facing the facts: The impact of chronic disease in Pakistan. Available from: http://www.who.int/chp/chronic_disease_report/media/pakistan.pdf (accessed 4 March 2013).

14. Misra A, Wasir J, Vikram N. Waist circumference criteria for the diagnosis of abdominal obesity are not applicable uniformly to all populations and ethnic groups. Nutrition 2005;21:969–76.

15. Misra A. Insulin resistance syndrome (metabolic syndrome) and obesity in Asian Indians: evidence and implications. Nutrition 2004;20:482–91.

16. WHO Expert Consultation. Appropriate body-mass index for Asian populations and its implications for policy and intervention strategies. Lancet 2004;10;363(9403):157–63.

17. Hydrie MZI, Shera AS, Fawwad A, Basit A, Hussain A. Prevalence of metabolic syndrome in urban Pakistan (Karachi): comparison of newly proposed IDF and

modified ATP III Criterions. Metab Syndr Relat Disord 2009;7:119–24.

18. Basit A, Samad Shera A. Prevalence of metabolic syndrome in Pakistan. Metab Syndr Relat Disord 2008;6(3):171–5.

19. National Health Survey of Pakistan 1990–1994: health profile of the people of Islamabad, Pakistan. PMRC; 1997: pp. 181.

20. Hydrie MZ, Basit A, Naeema B, et al. Diabetes risk factors in middle income Pakistani school children. Pak J Nutr 2004;3:43–9.

21. Basit A, Hakeem R, Hydrie MZI, Ahmedani MY, Masood Q. Relationship among fatness, blood lipids and insulin resistance in Pakistani children. J Health Popul Nutr 2005;23:34–43.

22. Misra A, Basit A, Vikram NK, et al. High prevalence of obesity and associated risk factors in urban children in India and Pakistan. Diabetes Res Clin Pract 2006; 71:101–2.

23. Hakeem R, Thomas J, Badruddin SH. Urbanisation and coronary heart disease risk factors in South Asian children. J Pak Med Assoc 2001;51:22–8.

24. Sheikh Rashid A, Jabbar A, Michels RP, DeVries JH. Metabolic risk factors, insulin-resistance and lifestyle in children of type 2 diabetes patients in Karachi, Pakistan. Diabetes Res Clin Pract 2008;80:399–404.

25. Badruddin SH, Molla A, Khursheed M, Vaz S. The impact of nutritional counselling on serum lipids, dietary and physical activity patterns of school children. J Pak Med Assoc 1993;43:235–7.

26. Corvalan C, Gregory CO, Ramirez-Zea M, Martorell R, Stein AD. Size at birth, infant, early and later childhood growth and adult body composition: a prospective study in a stunted population. Int J Epidemiol 2007;36:550–7.

27. Ministry of Health, Government of Pakistan. Nutritional Indicators. Ministry of Health, Government of Pakistan. 7-9-2010. Available from: www.health.gov.pk (accessed 4 March 2013).

28. Shaikh F, Basit A, Hakeem R, et al. Maternal health during pregnancy and cardio metabolic status of children at birth. Poster discussion in World Diabetes Congress held in Dubai, UAE, 4–8 December, 2011.

29. Basit A, Danish Alvi SF, Fawwad A, Ahmed K, Yakoob Ahmedani M, Hakeem R. Temporal changes in the prevalence of diabetes, impaired fasting glucose and its associated risk factors in the rural area of Baluchistan. Diabetes Res Clin Pract 2011;94:456–62.

30. Jaakko T, Jaana L, Johan GE, et al. Prevention of type 2 diabetes mellitus by changes in lifestyle among subjects with impaired glucose tolerance. N Engl J Med 2001; 344:1343–50.

31. Knowler WC, Barrett-Connor E, Fowler SE, Hamman RF, Lachin JM, Walker EA, et al. Reduction in the incidence of type 2 diabetes with lifestyle intervention or metformin. N Engl J Med 2002;346:393–403.

32. Hydrie MZI, Basit A, Shera AS, Hussain A. Effect of intervention in subjects with high risk of diabetes mellitus in Pakistan. J Nutr Metab 2012; Jul 19 [Epub ahead of print].

33. Mohan V, Sandeep S, Deepa M, Gokulakrishnan K, Datta M, Deepa R. A diabetes risk score helps identify metabolic syndrome and cardiovascular risk in Indians: the Chennai Urban Rural Epidemiology Study (CURES-38). Diabetes Obes Metab 2007;9:337–43.

34. Mohan V, Deepa R, Deepa M, Gokulakrishnan K, Datta M, Deepa R. A simplified Indian diabetes risk score for screening for undiagnosed diabetic subjects (CURES-24). J Assoc Physicians India 2005;53:759–63.

35. Riaz M, Basit A, Hydrie MZI, Shaheen F, Hussain A, Hakeem R, et al. Risk assessment of Pakistani individuals for diabetes (RAPID). Prim Care Diabetes 2012; 6:297–302.

36. Hakeem R, Fawwad A. Diabetes in Pakistan: epidemiology, determinants and prevention. J Diabetol 2010;3:4. Available from: http://www.journalofdiabetology.org/Pages/Releases/FullTexts/ThirdIssue/RA-1-JOD-10-039.aspx (accessed 25 March 2013).

37. Nishtar, S. National Action Plan for the prevention and control of non-communicable diseases and health promotion in Pakistan: cardiovascular diseases. World Health Organization, Ministry of Health, Government of Pakistan and Heart file. 2004. Available from: http://www.heartfile.org/pdf/NAPmain.pdf (accessed 4 March 2013).

38. International Diabetes Federation (IDF). IDF Centres of Education. Available from: http://www.idf.org/idf-centres-education (accessed 4 March 2013).

39. National Association of Diabetes Educators of Pakistan (NADEP). National Association of Diabetes Educators of Pakistan (NADEP). Available from: http://www.bideonline.com/nadep.aspx (accessed 4 March 2013).

40. Network Active in diabetes prevention. Available from: www.activeindiabetesprevention.com (accessed 4 March 2013).

41. Bridges: International Diabetes Federation. Available from: http://www.idf.org/bridges/d-start (accessed 4 March 2013).

第7章
全球移民和糖尿病预防

Bishwajit Bhowmik, Victoria Telle Hjellset, Akhtar Hussain

　　糖尿病是一种由于胰岛素绝对缺乏或其生物效应降低或两者兼有而导致的以高血糖为主要表现的慢性代谢性疾病。

　　糖尿病分两种主要类型,1 型糖尿病和 2 型糖尿病。1 型糖尿病仅占糖尿病总人数的一小部分,主要在年轻人群中发生,以高收入国家居多,尤其是北欧国家,然而有证据表明,1 型糖尿病患者在富裕国家及贫穷国家均与日俱增。

　　2 型糖尿病占糖尿病总人数的 85% ~ 95%,其曾经被认为是一种富贵病,而现在是全球需要优先考虑的健康问题,也是引起过早残疾和死亡的主要原因之一。在几乎所有的发达国家,糖尿病已成为导致失明、肾衰竭和下肢截肢的两大原因之一,2 型糖尿病患者的预期寿命可能会缩短15 年,死于心血管疾病(CVD)的患者高达 80%。

　　大多数情况下,在 2 型糖尿病发病之前都会有糖耐量异常或糖调节受损的潜伏期,葡萄糖调节受损也称为糖尿病前期,包括空腹血糖调节受损(IFG)和(或)糖耐量减低(IGT),除了糖尿病本身,IGT 和(或)IFG 也是构成重大公共健康问题的原因,因为它们都与糖尿病的发病率有关,并且可以增加 CVD 发展的风险。如果不进行生活方式的改变及治疗干预,大约70%的患有 IGT 或 IFG 的人群预计会在 10 ~ 15 年内发展为糖尿病。

　　据国际糖尿病联合会(IDF)估计,在 2010 年,20 ~ 79 岁的年龄段中,大约有 2.85 亿(6.4%)人患有糖尿病,3.44 亿(7.8%)人有糖耐量减低(IGT),其中 70%的人生活在低收入和中等收入国家。到 2030 年,患有糖尿病和 IGT 的人数预计将分别增加到 4.38 亿(7.7%)和 4.72 亿(8.4%)[1]。

　　2010 年,西太平洋地区和东南亚地区糖尿病患者的人数最多,分别有 7 700 万和 5 900 万,到 2030 年,糖尿病在所有地区的发病率都将增加,非洲、中东地区和北非甚至会成倍增加,北美地区、加勒比海地区、中东、北非和东南亚地区仍然是糖尿病发病率最高的地区[1]。

糖尿病在亚洲印第安人和南亚移民的流行病学趋势

世界各地国际移民已成为一种越来越普遍的现象,据国际移民组织估计,现在大约有 1.92 亿人居住在非出生地,约占世界人口的 3%,这意味着全世界每 35 人中大概有 1 人是移民。在 1965 至 1990 年之间,国际移民的人数增加了 4 500 万,每年增长率约为 2.1%,而目前每年的增长率约为 2.9%[2]。

南亚人起源于印度次大陆(印度、巴基斯坦、孟加拉国、斯里兰卡和尼泊尔)并且代表了世界 1/5 的人口,超过 200 万的南亚人居住在美国,将近 100 万南亚人居住在加拿大。在英国,南亚人在过去的 30 年里也迅速增加,目前包括最大的少数民族群体,占总人口的 4%,其中多数人处于社会经济底层,至少处于国家的初级阶段。

比较南亚印第安人与相同生活环境下的移民的糖尿病患病率发现,无论其宗教、饮食或社会经济状况,南亚印第安人在患 2 型糖尿病及其他相关慢性疾病(比如心血管和肾脏疾病)上都有高风险,这种风险常发生在较年轻和体重指数(BMI)极低的人群。在加拿大,大约 1/3 的白人(34.7%)在 50 岁之前被诊断为糖尿病,而南亚人在 50 岁之前诊断为糖尿病的比例(62.5%)更高,此外,南亚人首次诊断为糖尿病的平均年龄为 44.6 岁,白人为 51.4 岁。在英国,南亚人 2 型糖尿病的患病率比普通人群高 3~4 倍,发病年龄也较小,并且有高达 40% 的南亚人仍未确诊。南亚移民者的 2 型糖尿病患病率在英国最高(11% ~33%),其次是挪威(14%~28%)、美国(18%)、新加坡(12.8%)、加拿大(10%)以及新西兰(8.3%)[3];然而土著(即本地)南亚人在巴基斯坦、印度和孟加拉国的患病率分别是 7.6%、7.1% 和 6.1%[1](表 7.1)。

地区糖尿病患病率预计从 2010 年的 7.0% 增长到 2030 年的 8.4%,这在很大程度上是由 50 年来人群的预期寿命增加导致的,2010 年至 2030 年期间的预期寿命预计从 16% 增长到 23%,居住在城市的人群也将从 33% 增加到 46%[1]。次大陆上居住在城市里的南亚人比居住在农村的人群有更高的 2 型糖尿病发病率,但是随着生活方式变得更加西方化,城市和农村的发病率均有所增加。1999 年,孟加拉国的农村和城市各年龄阶段的糖尿病发病率分别为 2.3% 和 8.8%。2004 年,印度农村和城市的糖尿病发病率分别是 3.1% 和 7.3%。1995 年,巴基斯坦农村和城市的糖尿病发病率分别是 6.5% 和 10.8%。同时,居住在西方国家的孟加拉国和印度的移民其糖尿病的发病率要高出好几倍。

亚洲印度人和南亚移民者 2 型糖尿病的危险因素

2 型糖尿病的风险指数上升归因于遗传易感性基础上的环境暴露,在过去的半个世纪中,已经有许多国家社会经济快速发展导致传统的生活方式转变为现代的(城市化/西方化)生活方式。伴随着现代化的生活方式,在几乎所有的人群中,都出现了高脂肪和低纤维饮食以及身体锻炼的缺乏,这些在饮食和缺乏运动上的改变,以及寿命的延长和肥胖,共同构成了发达国家和发展中国家糖尿病患病率显著增加的基础。

西方人口中的各族群在相同环境压力下对糖尿病易感性的表现不尽相同,经济和种族两方面的原因导致了移民 2 型糖尿病患病率的增加,2 型糖尿病危险因素中的与种族相关的差异可能归因于遗传、表观遗传、胎儿及环境因素(Forsdahl-Barker 假设),并且还归因于运动量少和高热量饮食的西方生活方式。

亚洲印度移民的主要危险因素如下。

全身肥胖和腹部肥胖

据国际肥胖研究协会统计,全球有超过 15 亿成年人超重及 5.25 亿成年人肥胖,此外,至少有 1.55 亿的儿童超重或肥胖[17]。亚洲人超重和肥胖的发生率比西方人低,2003~2005 年,印度农村男性超重的流行率为 9.4%,而城市女性为 38.8%。根据世界卫生组织(WHO)规定的 BMI 统一标准,超重患病率在巴基斯坦城市为 28.6%,在孟加拉国农村地区为 26.2%。虽然一些亚洲国家的 BMI 较低,但其糖尿病患病率与西方国家相似甚至更高。几乎 80% 的南亚 2 型糖尿病患者并不肥胖,而 60%~80% 的西方国家的 2 型糖尿病患者均肥胖。偏瘦体型和低体重体型(低于一定身高和性别理想体重的 20% 以上)超重的概率微乎其微。印度和孟加拉国大约 1/4 的 2 型糖尿病患者,其 BMI 均低于 19 kg/m^2[18],偏瘦个体的 2 型糖尿病患病率在孟加拉国的农村为 3.8%,在印度为 3.5%~25%。在孟加拉国农村进行的一项研究发现,BMI 比起始值有所降低的人群和 BMI 显著增加的人群,其 BMI 的相对变化与糖尿病的发病率呈负相关(图 7.1)。一般来说,BMI 保持在稳定水平(-5%~+5%)的人群,其患糖尿病的风险较低,这意味着,肥胖本身也许并不能解释亚洲人口糖尿病发病率增加的原因。印度农村社区可能正经历着糖尿病流行(富人中的肥胖相关型糖尿病和穷人中的营养不良型糖尿病)的双重负担。

亚洲人口,尤其是南亚裔人口比西方人更容易出现腹部肥胖,而且随着胰岛素抵抗的增强其肌肉质量也更容易下降。因此,腰围可以用来反映腹部肥胖,是衡量 2 型糖尿病肥胖相关性风险的一个有用指标。在相同年龄、性别和 BMI 下,南亚人比白种人的身体脂肪比例高,白种人男性的 BMI 为 30 kg/m^2 时相当于 25% 的体脂率[20],而在南亚男性,BMI < 25 kg/m^2 时相当于 33% 的体脂率[21]。尽管印度婴幼儿的体重较低,但其比白种人婴幼儿有较高的皮下脂肪、瘦素以及胰岛素水平,这种"代谢型肥胖"(符合传统 BMI 标准的正常体重但腹部肥胖)会增加胰岛素抵抗和患糖尿病的风险。南亚人的血浆脂联素浓度比白种人低,因此,脂联素水平降低也许会增加南亚人 2 型糖尿病和 CVD 的风险[22]。

饮食习惯

当我们摄入的膳食能量超过消耗时会导致体重的增加,2 型糖尿病风险的增加取决于体重增加的程度和类型,体重每增加 1 kg,糖尿病风险则增加大约 4.5%。南亚人比欧洲人消耗较少的蛋白质和较多的脂肪、单不饱和脂肪酸、蛋类、乳制品和碳水化合物(占摄入能量的 60% ~ 70%),此外,油炸是南亚人常见的食物制备方法。

蔬菜酥油,如达尔达(dalda),是一种澄清的黄油,其反式脂肪酸含量高达 50%,是印度和其他东南亚国家常用的烹饪用油,摄入过量的反式脂肪酸可导致体重增加、心血管代谢风险增加及胰岛素抵抗。精白米和精制小麦是多数亚洲人饮食的基础,其血糖指数和血糖负荷值都非常高,过量摄入这些食物,特别是大米,会使患 2 型糖尿病的风险双倍增加,尤其是对于超重和肥胖的人群[18]。含糖饮料的消费在世界各地迅速增加,这在印度儿童中尤甚,而这又是导致膳食血糖负荷和热量过剩的一个重要因素。n-3 多不饱和脂肪酸(PUFA)通过多种机制来预防 CVD,而南亚人摄入的 n-3PUFA 比欧洲人少[23]。

体育运动

缺乏运动是一个独立的心血管代谢危险因素,运动可以用来控制并预防糖尿病,成人规律的运动可通过剂量反应的方式使 2 型糖尿病患病

表 7.1 亚洲印度人和移民的南亚人的 2 型糖尿病患病率

研究设计	年份	国家	抽样方法	样本量	M/F	年龄（岁）	人群	诊断方法	患病率	参考文献
横断面调查[4]	2006~2007	英国	缺乏医疗实践的人口	34 359	26 637/17 772	>20	南亚人、白种人和黑种人	2型糖尿病诊断标准	11（南亚人）3.5（白种人）8（黑种人）	Dreyer 等[4]
横断面调查[5]	2001~2003	英国	随机抽样	435	271/164	20~75	移民的南亚人	OGTT	20	Hanif 等[5]
基于人群的研究[6]	2001	英国	随机抽样	1 063	517/546	35~79	居住在城市的移民巴基斯坦人、欧洲人和非裔加勒比人	OGTT	33（巴基斯坦人）20（欧洲人）22（加勒比人）	Riste 等[6]
基于人群的研究[7]	1996~1998	加拿大	之前研究的分层	985	506/479	35~79	居住在城市的南亚人、欧洲人和中国人	FBG	10（南亚人）a 5（欧洲人）2（中国人）	Anand 等[7]
基于社区的研究[8]	2004	美国	随机抽样	1 046	537/509	17~87	亚洲的印度移民	自述	18.3	Venkataraman 等[8]

（待续）

表 7.1(续)

研究设计	年份	国家	抽样方法	样本量	M/F	年龄(岁)	人群	诊断方法	患病率	参考文献
横断面调查[9]	1984~1995	新加坡	之前研究的注册	5 707	2 796/2 911	24~64	亚洲的印度人、马来人和中国人	FBG	12.8(印度人)[a] 4(马来人) 3(中国人)	Yeo 等[9]
基于人群的研究[10]	1992	新加坡	随机抽样	3 568	1 712/1 856	18~69	亚洲印度人、马来人和中国人	OGTT	12.2(印度人)[a] 10.1(马来人) 7.8(中国人)	Tan 等[10]
随访10年的人口群体[11]	1994	南非	系统整群抽样	563	232/331	>15	南非的印度人	OGTT	16.2*	Motala 等[11]
横断面调查[12]	2000	挪威	随机抽样	2 513	1 101/1 412	30~67	南非人和西方志愿者	自述	14.3/27.5(南亚人)[a,b] 5.9/2.9(西方志愿者)[a,b]	Jenum 等[12]

(待续)

表7.1(续)

研究设计	年份	国家	抽样方法	样本量	M/F	年龄（岁）	人群	诊断方法	患病率	参考文献
基于人群的研究[13]	2003~2005	印度	分层抽样	44 523	21 816/22 707	15~64	农村和城市	自述	4.5（3.1和7.3）	Mohan 等[13]
横断面调查[14]	1999~2002	印度	随机抽样	41 270	20 534/20 736	≥25	农村和城市	FBG	4.3（1.9和4.6）	Sadikot 等[14]
横断面调查[15]	1999	孟加拉国	随机抽样	6 312	2 768/3 544	≥20	农村和城市	FBG 和 OGTT（选择数量）	2.3/8.1	Hussain 等[15]
基于人群的研究[16]	1995	巴基斯坦	整群抽样	1 404	435/969	≥25	农村和城市	OGTT	6.5/10.8	Shera 等[16]

FBG，空腹血糖；OGTT，口服葡萄糖耐量试验。

a 根据性别和年龄进行调整。

b 数值表示男性/女性。

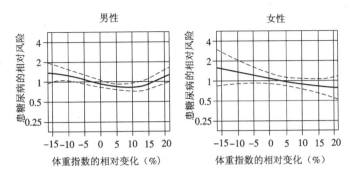

图 7.1 亚洲印度农村 (阿斯加尔等[19]) 人口体重指数的相对改变与糖尿病发病率的关系。

风险降低 20% ~ 60%。据报道,南亚人比白种人更少进行体育运动[24,25],有两个原因可以在一定程度上解释这个现象,即他们忽视了运动带来的有益影响并且缺乏医生的指导,南亚人的 BMI、腰围、血糖和胰岛素水平与身体活动的水平呈负相关。

糖尿病的发展起源

胎儿营养不良和出生时小于胎龄已被确定为是成人和青少年 2 型糖尿病的危险因素,低出生体重(出生体重 < 2 500 g)是 2 型糖尿病发展的显著致病因素。根据"节检表型"假说,出生前子宫内的营养不良加上以后生活中的营养过多的环境,可能会揭露胎儿某些潜在的倾向,比如向心性肥胖、胰腺 β 细胞增长的减少、低于正常的胰岛素分泌反应和胰岛素受体功能以及下丘脑—垂体—肾上腺轴的活性降低,反过来说,这些异常可能会增加胰岛素抵抗和 2 型糖尿病的易感性。低出生体重和子宫内的营养不良常见于一些亚洲人口,尤其是在印度次大陆,那里有 30% 的婴幼儿体重过低。印度的前瞻性研究表明,胎儿营养不良(通常表现为低出生体重)及营养过剩(比如母亲有糖尿病)都可以增加未来患糖尿病的风险。在印度,幼年期比较瘦弱和 12 岁时超重,这两个因素均增加了人们在青年期发展为糖耐量减低(IGT) 和糖尿病的风险[18]。

亚洲女性患妊娠期糖尿病的风险较高,是白人女性的 2 ~ 3 倍,这可能导致了亚洲青年人糖尿病发病的日益增加。有妊娠期糖尿病病史的亚洲女性,其患糖尿病的风险大幅增加,并且她们的后代也表现出代谢综合征的早期特征,从而就建立了一个"糖尿病产生糖尿病"的恶性循环。妊娠期糖尿病、子宫内营养失衡、儿童期肥胖及成年期营养过剩,这些因素的结合将继续推动亚洲国家的糖尿病经历快速的营养转变[18]。

遗传因素

遗传因素在 2 型糖尿病的发展过程中也起着非常重要的作用,例如罕见的单基因亚型糖尿病,在特殊人群中发病率较高,在同卵和异卵双胞胎之间由基因重组及差异整合的方法来修饰。然而,我们对遗传因素在糖尿病发展中的作用知之甚少,从遗传学角度讲,印度人显然比其他种族的人群更容易发生糖尿病和胰岛素抵抗,此外,印度人更容易发展为躯干肥胖,这可能会导致他们有胰岛素抵抗倾向,这种胰岛素抵抗被称作"印度表型"。到目前为止,糖尿病的基因变异体已被确定,包括 TCF7L2 和 KCNQ1,这似乎与白种人和亚洲人的胰岛素分泌减少有关[26]。此外,40 岁前被确诊为糖尿病的亚洲成人中,约 40% 的人经口服药物治疗很快失败并有非自身免疫性表型的产生倾向,这些患者中的 10% 携带了编码胰腺 β 细胞通路的变异基因,包括转录因子和胰淀素,或多态性线粒体基因。这些发现进一步表明,β 细胞的功能障碍对亚洲人糖尿病的发展起着关键性的作用。

糖尿病危险因素总结

超重是糖尿病最重要的危险因素,预防 2 型糖尿病应针对超重问题,尤其是在年轻人中;调节能量平衡的饮食和身体活动也与糖尿病的风险明显相关;种族和围生期因素(即出生时大于胎龄或小于胎龄,或母亲怀孕期间患有糖尿病)也有可能是糖尿病的危险因素,对一些族群来说,这些危险因素似乎非常重要。围生期因素包括对 2 型糖尿病的发展不可变的危险因素和可变的危险因素,故应将其纳入预防策略。鉴别高危年轻人群的不可变的危险因素包括 2 型糖尿病的家族史,这些因素之间的相互作用如图 7.2 所示。

预防策略

目前我们缺乏随机对照试验来阐明文化适应方法对 2 型糖尿病各方面带来多大程度的有益影响,尤其是居住在西方国家的非西方移民。国际糖尿病联盟(IDF)将糖尿病的预防分为三个等级:一级预防、二级预防和三级预防。一级预防指通过运动来防止糖尿病的进一步发展,二级预防包括糖尿病的早期发现、及时有效的管理并采取措施阻止其进展,三级

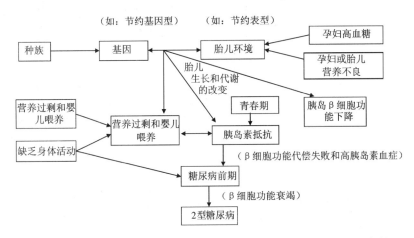

图 7.2 糖尿病前期和 2 型糖尿病危险因素的相互作用(Hussain 等人[27])。

预防包括采取措施来预防糖尿病带来的并发症和身体残疾。饮食、运动、压力和体重控制在糖尿病的各级预防及治疗过程中都非常重要,我们应该鼓励人们为公共卫生做出努力以实现人口水平的教育,并通过改善环境修正"西方"社会的"致糖尿病"因素。

为了控制糖尿病的流行,一项综合策略,包括全民预防政策(如改变饮食和居住环境)、早期发现及多学科的护理方案可降低患糖尿病的风险,同时也降低了一般人群和高危个体的相关并发症。在 2 型糖尿病可变危险因素的基础上,我们采用了许多预防方案,其重点是改变生活方式,尽管其他的策略包括使用一些改善 β 细胞功能和胰岛素抵抗的药物。美国糖尿病预防项目(DPP)在研究中有三种处理方法:安慰剂、二甲双胍、强化生活方式改变,平均随访 2.8 年后,强化生活方式组与对照组相比,其糖尿病的进展相对降低了 58%,在生活方式组中,50% 的人体重下降了 7% 以上,74% 的人保持每周至少 150 分钟的中等强度运动。有趣的是,印度糖尿病预防项目(IDPP)表明,即使没有明显的体重下降,适度的生活方式改变对糖尿病也起到了非常重要的作用(表 7.2 和表 7.3)。

我们还缺乏一些以血糖调节的生理和心理方面为重点的干预研究[43],然而,到目前为止,在移民人群中还没有进行任何大规模的生活方式研究。

众所周知,抗糖尿病药物对 2 型糖尿病的作用有限,并且研究表明,饮食习惯、体重、运动等生活方式因素与 2 型糖尿病的发生密切相关,生活方式干预可以预防糖尿病[43],但在移民中很少做此研究。在国际上,

表 7.2　研究项目中所涉及的生活方式（饮食和运动）干预总结

研究项目	人数	随访时间(年)	平均年龄和平均 BMI	干预类型	干预频率	目标	干预效果
瑞典，马尔默[28,29]	181(仅男性)	6.0	48 岁，26 kg/m²	饮食，运动	前 6 个月每月一次，之后每 12 月一次	未指明的体重减轻	干预组糖尿病的发病率下降 37%，体重下降 2.0~3.3 kg
中国，大庆[30]	577	6.0	45 岁，25.6 kg/m²	饮食，运动或两者结合	前 3 个月进行 7 次教育，之后每 3 个月一次	BMI < 23 kg/m²，健康饮食	各组糖尿病的发病率下降 31%
芬兰，DPS[31]	522	3.2	55 岁，31 kg/m²	饮食，运动	一年内进行 7 次教育，之后每 3 个月一次，给予免费健身卡并监督运动量	体重减轻 5%，减少脂肪摄入，增加纤维摄入，每周 > 150 分钟的运动	干预组糖尿病的发病率下降 58%（男性 63%，女性 54%），2 年后体重下降 3.5 kg
新西兰[32]	103	5.0	52 岁，29 kg/m²	饮食	前十二个月每月一次	未指明的体重减轻，减少脂肪摄入	对糖尿病的发展无影响，无体重下降
瑞典，马尔默斯[33]	267(仅男性)	10.0	54.1 岁（平均体重 76 kg）	饮食，运动	每 12 个月一次		糖尿病发病率饮食组下降 13%，对照组下降 29%，无体重下降

（待续）

表 7.2(续)

研究项目	人数	随访时间(年)	平均年龄和平均BMI	干预类型	干预频率	目标	干预效果
FHS[34]	188	6.0	50岁(平均体重为81.7kg)	饮食,运动	每3个月一次	若BMI≥22 kg/m²则减轻体重,低脂饮食,每周3～4次身体锻炼	对糖尿病的发展无影响,无体重下降
美国,DPP[35]	3 234	2.8	51岁,34 kg/m²	饮食,运动	前6个月进行16次饮食教育,之后每个月一次,每2周监督运动量	体重减轻7%,低脂饮食,每周运动150分钟	每组糖尿病的发病率降低58%,体重下降3.8 kg
印度糖尿病预防项目(IDPP)[36]	531	3.0	45.9岁,25.8 kg/m²	饮食和运动,二甲双胍,饮食,运动和二甲双胍	每隔6个月一次	未指明的体重减轻,减少能量和脂肪的摄入,适度的身体运动	糖尿病的发病率降低,生活方式组为28.5%,二甲双胍组26.4%,生活方式+二甲双胍组28.2%
日本,DPP[37]	304	3.0	51岁,23 kg/m²	饮食,运动	每3个月一次,之后每6个月一次	体重减轻5%,增加休闲时间的身体活动-每周700千卡	糖尿病发病率降低53%

表 7.3 研究项目中所涉及的口服降糖药患者的生活方式干预总结

研究项目	人数	纳入标准	随访时间（年）	平均年龄和平均 BMI	口服降糖药	干预类型	干预频率	除了延缓糖尿病进展外的指定目标	干预效果
瑞典，马尔默胡斯[38]	267（仅男性）	每 m² 体表面积 30 g 葡萄糖 OGTT，1 小时血糖 >8.9,2 小时血糖 >6.7 或 3 小时血糖 >4.7	10	54.1 岁（平均体重为 76 kg）	甲苯磺丁脲	饮食，运动，体重减轻	每 12 个月一次	—	每组糖尿病的发病率降低 29%，无体重下降
白厅[39]	200	50 g OGTT 后 2 小时血糖值为 6.7 ~ 11.0 mmol/L	5	56 岁，26.2 kg/m²	苯乙双胍	限制碳水化合物饮食	只在研究开始进行一次	未指明的体重减轻	对糖尿病的发展无影响，体重下降 1.2 kg
FHS[40]	188	空腹血糖 5.5 ~ 7.7 mmol/L	6	50 岁（平均体重为 81.7 kg）	格列齐特	饮食，运动	每 3 个月一次	若 BMI >22 kg/m² 则减轻体重，低脂饮食，每周 3 ~ 4 次身体锻炼	对糖尿病的发展无影响，无体重下降
美国，DPP[35,41,42]	3 234	IGT + 空腹血糖 >5.3 mmol/L	2.8	51 岁，34 kg/m²	二甲双胍	饮食，运动	前 6 个月进行 16 次饮食教育，之后每月一次，每 2 周监督运动量	体重减轻 7%，低脂饮食，每周运动 150 分钟	饮食和运动组(71% 年龄 >70 岁)糖尿病发病率降低 58%,高于二甲双胍组，饮食运动组体重下降 3.8 kg，二甲双胍组下降 1.8 kg

（待续）

表 7.3（续）

研究项目	人数	纳入标准	随访时间（年）	平均年龄和平均 BMI	口服降糖药	干预类型	干预频率	除了延缓糖尿病进展外的指定目标	干预效果
STOP NIDDM[32,33]	1 429	IGT＋空腹血糖 >5.6 mmol/L	3.3	55 岁, 31 kg/m²	阿卡波糖	饮食、减肥和运动的一般建议	每 12 个月一次	—	阿卡波糖使糖尿病的发展风险降低了 25%,体重下降 0.5 kg
EDIT[35,38]	631	空腹血糖 5.5～7.7 mmol/L	6	52 岁, 28.6 kg/m²	二甲双胍,阿卡波糖或两者结合	无	未具体说明	—	起初有 IGT 的患者,用阿卡波糖降低了糖尿病发展的风险,无体重下降
IDPP[36]	531	空腹血糖 < 7.0 mmol/L,餐后 2 小时血糖 7.8～11.0 mmol/L	3	45.9 岁, 25.8 kg/m²	二甲双胍	饮食和运动,二甲双胍,饮食运动和二甲双胍	每隔 6 个月一次	未指明的体重减轻,减少能量和脂肪的摄入,适度的身体活动	糖尿病的发病率降低,生活方式组降低 28.5%,二甲双胍组降低 26.4%,生活方式＋二甲双胍组降低 28.2%

大规模的干预已经进行并已证明可以通过改变饮食及运动来预防 2 型糖尿病(表 7.2)。类似的干预措施已经在不同地区的本地人中进行,而没有在移民中进行。

遗憾的是,许多移民因为语言问题以及对健康和疾病的不同文化观念而没有被国家公共卫生项目所涉及,卫生人员倾向于把移民看作是一个极具挑战性的群体[44],基于经济和道德两方面的原因,我们应该试图减轻移民对 2 型糖尿病流行所造成的负担,并消除卫生保健上的不均衡。

InnaDiab DE-PLAN 研究[45]在对居住在挪威多种文化环境下的巴基斯坦妇女进行的随机对照试验中探讨了一些因素,其重点是调节餐后血糖以预防糖尿病,与 IDF 的建议一致(www. IDF. com 2011)。InnaDiab DE-PLAN 研究旨在遵循多方面支持的原则,强调知识而不是沟通的行为准则,鼓励参与者以自己的方式运用所学知识来取得生活方式的自我调控,而不仅仅是详细的饮食建议,干预组的主要焦点是血糖及其调节的生理意义,所有教育都强调血糖及其控制对 2 型糖尿病的重要性,人们反复重复单糖和淀粉对血糖和胰岛素的升高作用的相关知识,就像反复重复餐后运动对血糖的强力平稳作用一样。

该研究项目的主要原则是,当人们用自己的能力去处理问题时,能够得到多方面的有利支持,这对移民试图在一个新的具有挑战性的文化环境中找寻适合自己预防糖尿病的方法十分重要。如果这是真的,我们预计,知识项目的修改将会对考勤率、行为方式产生积极的影响,并最终对 2 型糖尿病患者的生理和其他高危因素有着积极的作用。研究中大多数参与者最初并没有达到病理学的水平,然而,对照组在 7 个月随访期间快速发展的身体失调状况令人担忧。3 年随访的结果出乎意料地满意,2 型糖尿病的许多危险因素甚至在随访 1 年后均得到改善。

这与 Hawthorne 等人[47]的研究结果一致,该研究从英国的巴基斯坦妇女的糖尿病教育项目中得出类似的结果,Kousar 等人的研究[48]表明,巴基斯坦妇女采用文化生活方式干预减少了代谢综合征的危险因素。

因此,多方面的建议对这个群体来说非常重要,最主要的原则是提供平衡的信息,而不是把咨询师的价值观强加给参与者。当然,在指导性和非指导性的建议之间没有明确的界限[50],对糖尿病患者来说,至少是年轻患者,多方面的社会支持可获得良好的代谢控制,指导性的支持似乎适得其反[51]。

IMAGE 组已经发表了预防 2 型糖尿病的循证指南[52],在全世界、所有国家及不同的文化中,该指南与 IMAGE 工具包[53]一起提供我们所需要的知识来预防 2 型糖尿病。我们有事实,有证据,有工具包,所以现在是采取行动的时候了。

小结

预防 2 型糖尿病对专业人员和政策制订者的需求逐渐上升,上游的干预措施对糖尿病的影响最大,然而,研究项目却证明上游干预措施对糖尿病或心血管事件发病率的影响是不太可能的。从逻辑、经济和伦理意义上来说,在普通人群中进行长期的随机对照试验很困难,以人群为基础的最有利措施是增加体育运动并减少高能量食物的摄入。这就需要政府和研究机构共同努力做出必要的可持续的食品消费和教育政策的改变,这种模式已经在芬兰开展。中游的干预措施需要进一步发展和评估,尤其对于在校的儿童和青年人。涉及民族、妊娠期糖尿病和肥胖人群的其他干预措施似乎是有前途的,最明显的证据是下游干预措施的益处,患有 IGT 的患者生活方式干预主要是增加体育运动和改变饮食习惯,这种干预在北美和芬兰人群中非常有效,在亚洲人群中也获得了相似的结果。

移民已经成为社会和经济发展的重要部分,至关重要的是,预防政策的设计和卫生保健人员的培训需要考虑到移民的健康和环境(如糖尿病)带来的挑战,同样重要的是与移民合作,以确保他们意识到保健的可能性及所面临的风险。

（蔡雪芹　译　毋中明　何丽雯　岳晔南　校）

参考文献

1. International Diabetes Federation. Diabetes Atlas, 4th edn.
2. International Organization for Migration (IOM). Available from: www.iom.int (accessed 5 March 2013).
3. Garduno SD, Khokhar S. Prevalence, risk factors and complications associated with type 2 diabetes in migrant South Asians. Diabetes Metab Res Rev 2012;28:6–24.
4. Dreyer G, Hull S, Aitken Z, Chesser A, Yaqoob MM. The effect of ethnicity on the prevalence of diabetes and associated chronic kidney disease. Int J Med 2009;102: 261–9.
5. Hanif MW, Valsamakis G, Dixon A, Boutsiadis A, Jones AF, Barnett AH, et al. Detection of impaired glucose tolerance and undiagnosed type 2 diabetes in UK South Asians: an effective screening strategy. Diabetes Obes Metab 2008;10(9):755–62.

6. Riste L, Khan F, Cruickshank K. High prevalence of type 2 diabetes in all ethnic groups, including Europeans, in a British inner city. Diabetes Care 2001;24(8): 1377–83.

7. Anand SS, Yusuf S, Vuksan V, Devanesen S, Teo KK, Montague PA, et al. Differences in risk factors, atherosclerosis, and cardiovascular disease betweed ethnic groups in Canada: the study of health assessment and risk in ethnic groups. Lancet 2000; 356(9226):279–84.

8. Venkataraman R, Nanda NC, Baweja G, Parikh N, Bhatia V. Prevalence of diabetes mellitus and related conditions in Asian Indians living in the United States. Am J Cardiol 2004;94(7):977.

9. Yeo KK, Tai BC, Heng D, Lee JM, Ma S, Hughes K, et al. Ethnicity modifies the association between diabetes mellitus and ischaemic heart disease in Chinese, Malays and Asian Indians living in Singapore. Diabetologia 2006;49(12):2866–73.

10. Tan CE, Emmanuel SC, Tan BY, Jacob E. Prevalence of diabetes and ethnic differences in cardiovascular risk factors: The 1992 Singapore National Health Survey. Diabetes Care 1999;22(2):241–7.

11. Motala AA, Omar MAK, Pirie FJ. Epidemiology of type 1 and type 2 diabetes in Africa. J Cardiovasc Risk 2003;10(2):77–83.

12. Jenum AK, Holme I, Graff-Iversen S, Birkeland KI. Ethnicity and sex are strong determinants of diabetes in an urban Western society: implications for prevention. Diabetologia 2005;48:435–9.

13. Mohan V, Mathur P, Deepa R, Deepa M, Shukla DK, Menon GR, et al. Urban rural differences in prevalence of self-reported diabetes in India: The WHO-ICMR Indian NCD risk factor surveillance. Diabetes Res Clin Pract 2008;80:159–68.

14. Sadikot SM, Nigam A, Das Bajaj S, et al. Comparing the ADA 1997 and the WHO 1999 criteria: Prevalence of diabetes in India Study. Diabetes Res Clin Pract 2004;66(3):309–15.

15. Hussain A, Rahim MA, Khan AK, Ali SMK. Type 2 diabetes in rural and urban population: diverse prevalence and associated risk factors in Bangladesh. Diabetes Med 2005;22:931–7.

16. Shera AS, Rafique G, Khawaja IA, Baqai S, King H. Pakistan National Diabetes Survey: prevalence of glucose intolerance and associated factors in Baluchistan province. Diabetes Res Clin Pract 1999;44(1):49–58.

17. International Association for the Study of Obesity. Available from: www.iaso.org (accessed 5 March 2013).

18. Chan JC, Malik V, Jia W, Kadowaki T, Yajnik CS, Yoon KH, et al. Diabetes in Asia: epidemiology, risk factors, and pathophysiology. JAMA 2009;301(20):2129–40.

19. Asghar S, Hussain A, Khan AK, Ali SM, Sayeed MA, Bhowmik B, et al. Incidence of diabetes in Asian-Indian subjects: a five year follow-up study from Bangladesh. Prim Care Diabetes 2011;5(2):117–24.

20. Dudeja V, Misra A, Pandey RM, Devina G, Kumar G, Vikram NK. BMI does not accurately predict overweight in Asian Indians in northern India. Br J Nutr 2001;86:105–12.

21. Banerji MA, Faridi N, Atluri R, Chaiken RL, Lebovitz HE. Body composition, visceral fat, leptin, and insulin resistance in Asian Indian men. J Clin Endocrinol Metab 1999;84:137–44.

22. Retnakaran R, Hanley AJ, Zinman B. Does hypoadiponectinemia explain the

increased risk of diabetes and cardiovascular disease in South Asians? Diabetes Care 2006;29:1950–4.

23. Lovegrove JA, Lovegrove SS, Lesauvage SVM, Brady LM, Saini N, Minihane AM, et al. Moderate fishoil supplementation reverses low-platelet, long-chain n-3 polyunsaturated fatty acid status and reduces plasma triacylglycerol concentrations in British Indo-Asians. Am J Clin Nutr 2004;79:974–82.

24. Fischbacher CM, Hunt S, Alexander L. How physically active are South Asians in the United Kingdom? A literature review. J Public Health (Oxf) 2004;26:250–8.

25. Hayes L, White M, Unwin N, Bhopal R, Fischbacher C, Harland J, et al. Patterns of physical activity and relationship with risk markers for cardiovascular disease and diabetes in Indian, Pakistani, Bangladeshi and European adults in a UK population. J Public Health Med 2002;24:170–8.

26. Chang YC, Chang TJ, Jiang YD, Kuo SS, Lee KC, Chiu KC, et al. Association study of the genetic polymorphisms of the transcription factor 7-like 2 (TCF7L2) gene and type 2 diabetes in the Chinese population. Diabetes 2007;56(10):2631–7.

27. Hussain A, Claussen B, Ramachandran A, Williams R. Prevention of type 2 diabetes: a review. Diabetes Res Clin Pract 2007;76(3):317–26.

28. Dyson PA, Hammersley MS, Morris RJ, Holman RR, Turner RC, Fasting Hyperglycaemia Study Group. The Fasting Hyperglycaemia Study: II. Randomized controlled trial of reinforced healthy-living advice in subjects with increased but not diabetic fasting plasma glucose. Metabolism 1997;46:50–5.

29. Diabetes Prevention Program Research Group. The Diabetes Prevention Program, Baseline characteristics of the randomized cohort. Diabetes Care 2000;23:1619–29.

30. Diabetes Prevention Program Research Group. Costs associated with the primary prevention of type 2 diabetes mellitus in the diabetes prevention program. Diabetes Care 2003;26:36–47.

31. Chiasson JL, Gomis R, Hanefeld M, Josse RG, Karasik A, Laakso M; STOP-NIDDM Trial Research Group. The STOP-NIDDM Trial: an international study on the efficacy of an α-glucosidase inhibitor to prevent type 2 diabetes in a population with impaired glucose tolerance: rationale, design, and preliminary data. Diabetes Care 1998;21:1720–5.

32. Chiasson JL, Josse RG, Gomis R, Hanefeld M, Karasik A, Laakso M. Acarbose for prevention of type 2 diabetes mellitus: The STOP-NIDDM randomised trial. Lancet 2002;359:2072–7.

33. Hanefeld M, Josse RG, Gomis R, Karasik A, Laakso M, Chiasson JL. Efficacy of acarbose to prevent type 2 diabetes is different in subgroups of subjects with impaired glucose tolerance: The STOP-NIDDM trial. Diabetologia 2002;45:104–5.

34. Chiasson J, Josse RG, Gomis R, Hanefeld M, Karasik A, Laakso M. Acarbose can prevent type 2 diabetes and cardiovascular disease in subjects with impaired glucose tolerance: the STOP-NIDDM trial. Diabetologia 2002;45:104.

35. Holman RR, North BU, Tunbridge FKE. Possible prevention of type 2 diabetes with acarbose or metformin. Diabetes Med 2000;17(Suppl 1):17.

36. Ramachandran A, Snehalatha C, Mary S, Mukesh B, Bhaskar AD, Vijay V. The Indian Diabetes Prevention Programme shows that lifestyle modification and metformin prevent type 2 diabetes in Asian Indian subjects with impaired glucose tolerance (IDPP-1). Diabetologia 2006;49:289–97.

37. Sakane N, Sato J, Tsushita K, Tsujii S, Kotani K, Tsuzaki K, et al. Prevention of type 2 diabetes in a primary healthcare setting: three-year results of lifestyle intervention

in Japanese subjects with impaired glucose tolerance. BMC Public Health 2011;11(1):40.

38. Holman RR, Blackwell L, Stratton IM, Manley SE, Tucker L, Frighi V. Six-year results from the Early Diabetes Intervention Trial. Diabetes Med 2003;20:S15.

39. Azen SP, Peters RK, Berkowitz K, Kjos S, Xiang A, Buchanan TA. TRIPOD (TRoglitazone In the Prevention of Diabetes): a randomized, placebo-controlled trial of troglitazone in women with prior gestational diabetes mellitus. Control Clin Trials 1998;19:217–31.

40. Sjostrom L, Torgerson JS, Hauptman J, Boldrin M. XENDOS (XENical in the prevention of Diabetes in Obese Subjects): a landmark study. 9th International Congress on Obesity, 2002, Sao Paulo, Brazil, 2002.

41. Davies MJ, Tringham JR, Troughton J, Khunti KK. Prevention of type 2 diabetes mellitus: a review of the evidence and its application in a UK setting. Diabet Med 2004;21(5):403–14.

42. Ritchie LD, Ganapathy S, Woodward-Lopez G, Gerstein DE, Fleming SE. Prevention of type 2 diabetes in youth: etiology, promising interventions and recommendations. Pediatr Diabetes 2003;4(4):174–209.

43. Tuomilehto J. Nonpharmacologic therapy and exercise in the prevention of type 2 diabetes. Diabetes Care 2009;32(Suppl 2):189–93.

44. Hussain-Gambles M, Leese B, Atkin K, Brown J, Mason S, Tovey P. Involving South Asian patients in clinical trials. Health Technol Assess 2004;8(42):iii, 1–109.

45. Hjellset VT. A culturally adapted lifestyle intervention with main focus on blood glucose regulation improved the risk profile for type 2 diabtes in pakistani immigrant women: they are not aliens. Faculty of Medicine, University of Oslo; 2011.

46. Fisher EB Jr, La Greca AM, Greco P, Arfken C, Schneiderman N. Directive and nondirective social support in diabetes management. Int J Behav Med 1997;4(2):131–44.

47. Hawthorne K. Effect of culturally appropriate health education on glycaemic control and knowledge of diabetes in British Pakistani women with type 2 diabetes mellitus. Health Educ Res 2001;16(3):373–81.

48. Kousar R, Burns C, Lewandowski P. A culturally appropriate diet and lifestyle intervention can successfully treat the components of metabolic syndrome in female Pakistani immigrants residing in Melbourne, Australia. Metabolism 2008;57(11):1502–8.

49. Fisher EB, Earp JA, Maman S, Zolotor A. Cross-cultural and international adaptation of peer support for diabetes management. Fam Pract 2010;27(Suppl 1):i 6–16.

50. Williams C, Alderson P, Farsides B. Is nondirectiveness possible within the context of antenatal screening and testing? Soc Sci Med 2002;54:339–47.

51. Fisher EB, Thorpe CT, Devellis BM, Devellis RF. Healthy coping, negative emotions, and diabetes management: a systematic review and appraisal. Diabetes Educ 2007;33(6):1080–103.

52. Paulweber B, Valensi P, Lindstrom J, Lalic NM, Greaves CJ, McKee M, et al. A European evidence-based guideline for the prevention of type 2 diabetes. Horm Metab Res 2010;42(Suppl 1):3–36.

53. Lindstrom J, Neumann A, Sheppard KE, Gilis-Januszewska A, Greaves CJ, Handke U, et al. Take action to prevent diabetes: the IMAGE toolkit for the prevention of type 2 diabetes in Europe. Horm Metab Res 2010;42(Suppl 1):S37–55.

第 8 章
现实生活中的糖尿病预防实例

Konstantinos Makrilakis, Stavros Liatis, Aleksandra Gilis-Januszews-ka, Peter Schwarz

引言

随着人口老龄化、久坐的生活方式及肥胖人口的增加,2 型糖尿病(T2D)的发病率在世界范围内逐年增加并且已达到流行病程度[1],此外,据估计大约有 1/3 的糖尿病患者未被确诊[2]。T2D 患者的心血管疾病(CVD)风险比其他人群高 2~4 倍,且预期寿命低于其他人群,糖尿病引起的过早死亡会导致患者的寿命减少 12~14 年[3]。同样,治疗糖尿病及其并发症的经济负担也是巨大的[4],因此,当务之急是制订有效的初级预防方案,以减少临床和经济方面的负担。

T2D 的特征是前驱期持续时间长[5],许多临床对照试验表明,糖尿病前期的干预,即改变生活方式[6,7]或使用药物[8,9]都可以防止或至少延缓糖尿病的发展(见大量回顾试验[10])。生活方式干预是预防糖尿病行动中的最佳模式,到目前为止,非药物治疗已被当局批准或被科研机构推荐(除某些高危个体使用二甲双胍外)[10,11],然而,带有个人咨询服务的随机对照试验通常持续数年,价格昂贵,并且它们的适用性在"现实生活"中并不总是切实可行的[12,13]。

在欧盟(EU)层面上已经形成了明确共识,即我们需要立即采取行动,制订有针对性的 T2D 预防方案[14,15],赫尔辛基大学公共卫生系在 2004 年向欧盟委员会提交了一份项目提案(DE-PLAN,糖尿病在欧洲 — 采用生活方式、体育运动及营养干预来预防),这个项目的主要目的是建立一个模型来有效识别欧盟成员国的 T2D 高危个体,并测试从预防试验中学到的干预概念运用到现有卫生保健系统时的可行性和经济效益[16]。

本章的目的是介绍希腊和波兰在现实的 T2D 预防中努力实施以社

区为基础的生活方式干预项目中所积累的经验,并描述了糖尿病预防项目的有效性。

希腊的经验

希腊的项目是完全基于 DE-PLAN 的研究,该研究主要在门诊部进行,特别是在初级卫生保健中心和职业性环境中进行,目标人群为居住在雅典大都市区的 35~70 岁的非糖尿病患者。

先前验证的芬兰 2 型糖尿病风险评分(FINDRISC)调查表[17]被用来识别 T2D 发展的高危个体,它由 8 个项目组成,评分≥15(最高分 26)为识别高危人群的临界值。

由于希腊之前没有糖尿病预防项目,所以需要从头开始,分发 FIND-RISC 调查表的策略是多变的。最初用分发传单的方法向公众分发问卷,但后来这种对公众开放健康公示平台的努力被证明失败(因为只有少数人填写了调查问卷)。由于在希腊不允许媒体宣传用于研究,所以唯一的途径是联系基层医疗机构和各种相关的职业机构(图 8.1),这一过程在这些研究点的差异较大。

由雅典及其周围城市的六个基层医疗中心的医护人员向来访的未患有糖尿病的人群分发 FINDRISC 调查问卷,这些人的年龄在 35~70 岁之间,同时,另外的调查问卷被分发给他们的亲戚和朋友。人们需要在下次来访时交回填好的调查表,虽然回收率没有具体计算,但根据医护人员记录,只有大约 30% 的回收率(图 8.1)。

在职业机构,FINDRISC 调查表的分发过程是不同的。在与雅典六家公司[希腊电信公司、希腊电视台(两个站点)、希腊银行、电气设备制造商及一所大学的附属医院]医疗部门的合作中,每家公司均安排了“糖尿病预防日”,当天,来自研究者团队的医师访问了公司并向所有工作的员工分发了 FINDRISC 调查表,这使得回收率大幅提高(约 80%)。

总计有 3 240 份(共分发 7 900 份)FINDRISC 调查问卷被填写完成并收回(图 8.1),同时,620 个高危个体(FINDRSC 评分≥15)被识别出来,并进行口服葡萄糖耐量试验(OGTT)进一步排除糖尿病患者,然后非糖尿病患者参加干预项目。318 名参与者进行了 OGTT,这种积极的回应(318/620)与参与者的年龄较小显著相关。

所有进行 OGTT 的人被要求填写一份有关饮食和运动习惯的调查问卷,并记录体重、身高、腰围、血压及既往病史。

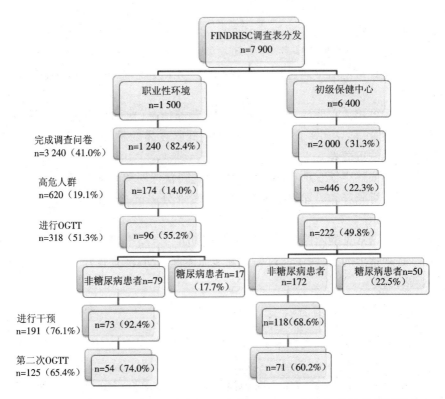

图 8.1　希腊:该项目不同阶段的流程图,分发 FINDRISC 调查问卷及从基层医疗中心和职业性机构中募集人员的数量,后续的干预措施。

此项目由合作医院的道德委员会和国家药品机构批准,根据赫尔辛基宣言的建议[18],所有参与者均签署知情同意书。

318 名接受 OGTT 的参与者中 67 人(21.1%)被检查出有糖尿病,剩余的 251 个高危个体中有 191 人(76.1%)同意参与这次干预项目(图 8.1)。OGTT 结果出来后,干预项目的参与与年龄无显著相关性[最高四分位数与最低四分位数的比值比(OR)为 0.94,95% CI 0.42~2.11],而是与血糖代谢障碍程度(IFG、IGT 或两者均有其 OR 为 2.53,95% CI 1.40~4.54)及职业性机构而非基层医疗中心的招募(OR 4.90,95% CI 2.12~11.35)相关。

为期一年的干预项目包括由参与者住所或单位附近(取决于招募点)的注册营养师主持的 6 次会议(每次会议 1 小时),6~10 人组成一组,每组每两个月与相同的营养师见面一次。

营养干预项目包括以下几点。

1. 糖尿病相关的各种营养主题的专题互动讲座(如:碳水化合物的类型和来源、膳食脂肪的种类、蔬菜和水果的营养价值、纤维的重要性)。

2. 在日常生活中通过记录所摄入的食物来发现常见的营养方面的误区。

3. 提供相关主题的具体的宣传单和营养信息,比如在圣诞节或暑假期间的饮食、食品和零食的卡路里含量、低脂食品的种类(如低脂奶酪)及橄榄油的重要性。

4. 参加减肥饮食项目的人要有规律的膳食计划和饮食习惯。

5. 进行肥胖和心血管疾病风险的饮食评分测试,普及营养和糖尿病的一般知识。

6. 讨论常见的希腊食谱及如何降低脂肪和卡路里含量。

必须指出的是,除了通过咨询来增加体育运动,没有召开正式的有关运动的会议。

一年后的结果及项目评估

表8.1所示为基线数据。坚持参加干预会议的情况不同(15.7%的人仅参加了一次会议,12.6%参加了两次,13.6%为三次,13.1%为四次,19.4%参加了五次,25.7%六次会议均参加),在单变量分析中,年龄小、男性、来自职业性环境的参与者及教育水平较高的人坚持参加会议的次数比较多(四次或以上),在多变量逻辑回归模型中,只有来自职业性环境的参与者($P = 0.004$)及男性($P = 0.007$)与参加干预会议的高依从性明显相关。

一年后,125名参与者重复做OGTT,其余的人不进行第二次OGTT的原因不清楚,大多数人(55%~60%)声称过程不愉快并且较为耗时,女性比男性更容易发生这种情况(46/114对19/77;$P = 0.02$)。职业中心的一年回访率[55/73(75.3%)]比基层医疗中心的回访率[71/118(60.2%)]高($P = 0.03$),还应指出的是,没有回访的人其参加访问的平均次数为2.6次,而完成第二次OGTT评估的参与者其平均次数为4.5次($P < 0.001$),因此,总的来说,该项目的参与程度是相当不错的。

表8.2所示为身体测量和临床的基线数据及干预一年后的数据。参与者体重平均降低(均数±标准差)1.0 ± 4.7 kg($P = 0.022$),体重指数(BMI)、收缩压、空腹血糖、总胆固醇和低密度脂蛋白(LDL)胆固醇水平均产生了有利的变化。

表 8.1　希腊：人群的初始基线数据（均数 ± 标准差）

变量	总体	基层医疗中心	职业性机构
人数（% 男性）	191（40%）	118（31%）	73（55%）
年龄（岁）	56.3（10.8）	51.3（9.2）	59.4（10.6）
FINDRISC 糖尿病风险评分	17.5（2.4）	17.6（2.5）	17.5（2.4）
体重（kg）	88.7（14.2）	87.6（14.2）	90.4（14.1）
BMI（kg/m^2）	32.3（5.0）	32.9（5.7）	31.5（3.7）
腰围（cm）	103.0（11.3）	108.9（11.3）	108.5（9.5）
男性（n = 77）	108.7（10.3）	98.8（10.8）	100.0（9.2）
女性（n = 114）	99.1（10.3）		
目前吸烟者（%）	30.0	24.6	37.0
血压（mmHg）	132/79	133/77	129/82
空腹血糖（mmol/L）	5.79（0.64）	5.8（0.6）	5.7（0.6）
餐后两小时血糖（mmol/L）	6.65（1.81）	7.0（1.8）	6.1（1.8）
胆固醇（mmol/L）	5.80（0.96）	5.80（0.9）	5.70（1.0）
甘油三酯（mmol/L）	1.44（0.74）	1.5（0.8）	1.4（0.7）
HDL-C（mmol/L）	1.28（0.21）	1.3（0.2）	1.2（0.2）
LDL-C（mmol/L）	3.87（0.88）	3.9（0.9）	3.9（0.9）

BMI，体重指数；HDL-C，高密度脂蛋白胆固醇；LDL-C，低密度脂蛋白胆固醇；OGTT，口服葡萄糖耐量试验。

表 8.2　希腊：参与者身体测量和临床的基线数据及干预一年后的数据（均数 ± 标准差）（n = 125）

指标	基线数据	一年后数据	差异	P^a
体重（kg）	89.0（13.4）	88.0（13.6）	1.0（4.7）	0.022
BMI（kg/m^2）	32.0（4.3）	31.6（4.0）	0.5（2.1）	0.014
腰围（cm）	102.9（11.0）	102.6（10.6）	0.3（6.8）	NS
BP（mmHg）	133/79	127/80	6/ −1	<0.001（收缩压）
空腹血糖（mmol/L）	5.81（0.63）	5.66（0.63）	0.15（0.69）	0.017
餐后两小时血糖（mmol/L）	6.56（1.79）	6.59（2.01）	−0.03（1.85）	NS
总胆固醇（mmol/L）	5.90（0.88）	5.53（0.95）	0.37（0.99）	<0.001
甘油三酯（mmol/L）	1.44（0.82）	1.47（0.86）	−0.03（0.68）	NS
HDL-C（mmol/L）	1.29（0.22）	1.29（0.21）	0.00（0.07）	NS
LDL-C（mmol/L）	3.99（0.79）	3.60（0.92）	0.39（0.91）	<0.0001

BMI，体重指数；BP，血压；HDL-C，高密度脂蛋白胆固醇；LDL-C，低密度脂蛋白胆固醇；NS，无差异。

[a] 基线数据与一年后数据之间进行比较。

只有完成 4~6 次干预课程的参与者体重明显下降（1.1 ± 4.8 kg，$P = 0.028$），完成 1~3 次干预的参与者体重下降 0.6 ± 4.6 kg（$P = NS$），此外，空腹血糖调节受损（IFG）和（或）糖耐量减低（IGT）的参与者比糖耐量正常（NGT）的参与者（增加 0.2 ± 4.5 kg，$P = NS$）体重下降明显（1.5 ± 4.8 kg，$P = 0.005$）。

随着干预的进行，葡萄糖调节异常产生了有利的变化，NGT 人群所占的比例从 32.0%（40/125）增加到 40.8%（51/125），同时糖代谢异常人群所占比例显著下降，从 68.0%（85/125）降低到 53.6%（67/125），共有 7 人（5.6%）发展成糖尿病。

饮食干预的多个目标结合形成一个评分系统（干预的饮食评分系统；IDS 评分），其分数被用来评估参与者在基线及干预结束后的饮食习惯，根据干预的目标，分数增加反映了有利的变化[20]。

在干预结束时，参与者的整体脂肪乳制品及肉类的消耗（分别为 $P = 0.018$，$P = 0.016$）、糖类（$P = 0.006$）及精制谷物的摄入（$P = 0.045$）均明显下降，而水果和蔬菜的摄入以及每天体育运动的总时间并没有明显的改变。IDS 的显著增加表明在干预结束时饮食习惯得到整体改善（基线为 15.8 ± 2.9，一年后为 16.6 ± 3.1，$P < 0.001$），与体重减轻相关的 IDS 的增加（$r = 0.209$，$P = 0.021$）表明体重下降得越多，饮食习惯越能得到良好的改善[20]。结果发现，58.7% 的参与者改善了他们的饮食习惯，而 33.9% 的人饮食习惯更糟糕，7.4% 的人饮食习惯没有改变。与基线相比，那些饮食习惯得到改善的参与者，其体重（$P = 0.007$）、BMI（$P = 0.005$）、总胆固醇（$P = 0.002$）和空腹血糖水平（$P = 0.027$）均有降低，相反，那些饮食习惯较差的参与者，他们的身体测量指标和临床指标与基线相比无显著变化。

波兰的经验

波兰开展了 DE-PLAN 克拉科夫项目，该项目在克拉科夫 9 个基层卫生保健诊所实行，在每个实施点，医生、诊所管理者、两名护士以及预防管理者相互之间密切合作。

相关干预课程已经建立，有关糖尿病、糖尿病预防和饮食的基本知识的书面材料，饮食实例的小册子及有关运动的知识均可在网站 www. image-project. eu 上获得。

波兰的 DE-PLAN 预防由训练有素的护士和经认证的预防管理者来

进行,他们均具备专业知识和实践技能,护士接受过糖尿病预防及激励技巧的特殊组织训练。DE-PLAN 波兰项目的详细设计描述、预防管理教育和干预策略都已经在其他地方公布[21]。

研究小组由 2006 年到 2008 年参加 DE-PLAN 项目的基层医疗中心的患者组成,纳入标准为 FINDRISC 评分 > 14,排除标准为已知的或通过 OGTT 确诊的糖尿病[16],总共有 175 人完成了干预和最后的检查。干预包括两个部分:先是初始强化阶段,之后为持续的维护阶段,其基于强化行为方式改变并致力于五个生活方式目标:减轻体重,减少总脂肪和饱和脂肪酸的摄入,增加水果、蔬菜及纤维的消耗,增加体育运动[21]。

强化干预阶段由 10 个小组会议(10 ~ 14 人)组成,主要内容为生活方式的改变、饮食及运动方面的教育,持续 4 个月,之后为 6 个月的持续阶段,包括 6 次电话激励会话和两封发送给研究参与者的激励信件。

研究小组强调社会支持,同时鼓励参与者在自己的社会环境中进行生活方式的改变,其配偶或家庭成员可以参与进来,并且研究参与者有机会参加每周一次或两次的体育运动课程(水上有氧课程和有氧健身课)。

在所有的研究参与者中,调查问卷(FINDRISC、生活质量调查问卷)和生化检验[空腹血糖和 OGTT(mmol/L)],总胆固醇、甘油三酯和高密度脂蛋白(HDL)胆固醇(mmol/L)应在干预开始前及干预后 12 个月进行检测,干预开始前及干预后 12 个月还应测量体重(kg)、身高(cm)、BMI(kg/m²)、腰围(cm)、收缩压和舒张压(mmHg),在选定的小组会议上可作为一种激励方式。多数参与者(78%)为女性,她们有轻微肥胖(男性BMI 为 31.5 kg/m²,女性 BMI 为 31.8 kg/m²),且腹部脂肪分布较多(男性腰围为 106.1 cm,女性腰围为 96.7 cm)。较之女性,男性体重更重、腰围较大、甘油三酯较高且 HDL 胆固醇较低($P < 0.05$)。IFG 在男性比女性更多见($P < 0.05$)。

表8.3 所示为基线和干预后临床结果的改变,在 12 个月里,参与者的平均体重减少 1.9 ± 5.0 kg(2.2%),BMI 降低了 0.7 ± 1.9 kg/m²(2.2%),腰围减少 3.3 ±6.1 cm(3.3%),24.6% 的参与者减去≥5% 的初始体重(平均减掉 7.76 ±5.70 kg),40% 的人减去≤5% 的初始体重(平均减掉 1.95 ± 1.22 kg),14.7% 的人体重无变化,21.7% 的人体重反而增加(平均增加体重 3.3 ±2.8 kg)。平均空腹血糖和餐后血糖无明显变化,总胆固醇降低了 4.2%(从 5.56 mmol/L 降低到 5.33 mmol/L, $P < 0.05$),甘油三酯和 HDL 胆固醇水平没有变化,收缩压和舒张压分别从基线的 133.18 mmHg 和 82.98 mmHg 降低到 130.41 mmHg 和 81.02 mmHg(即

表 8.3　波兰:基线及干预后临床结果的变化

	N	基线		干预后		从基线开始的变化		变化(%)
		均数	标准差	均数	标准差	均数	标准差	
空腹血糖(mmol/L)	175	5.28	0.75	5.39	0.65	0.11	0.72	-2.1
OGTT120 分钟血糖(mmol/L)	175	5.86	1.85	6.18	2.34	0.31	2.35	-5.4
总胆固醇[a](mmol/L)	175	5.56	1.00	5.33	0.98	0.23	1.16	4.2
HDL(mmol/L)	175	1.37	0.36	1.37	0.37	0.00	0.32	0.1
甘油三酯(mmol/L)	175	1.76	1.18	1.63	0.80	0.13	1.14	7.2
WC(cm)[a]	175	98.77	11.81	95.51	11.99	3.26	6.11	3.3
体重(kg)[a]	175	85.65	16.12	83.73	15.97	1.92	5.01	2.2
BMI(m/kg^2)[a]	175	31.76	5.01	31.07	4.98	0.69	1.90	2.2
SBP(mmHg)[a]	175	133.22	14.41	131.15	12.64	2.07	14.40	1.6
DBP(mmHg)[a]	175	82.98	8.52	81.02	8.96	1.96	9.01	2.4

BMI,体重指数;DBP,舒张压;HDL,高密度脂蛋白胆固醇;OGTT,口服葡萄糖耐量试验;SBP,收缩压;WC,腰围。

[a] $P < 0.05$。

降低了 1.6% 和 2.4%, $P < 0.05$)。

在这项研究的参与者中,干预前,27 人(15.4%)有 IGT,28 人(16%)有 IFG,131 人(74.8%)血糖正常。干预后,34 人(19.4%)为 IGT,20 人(11.4%)为 IFG,125 人(71.4%)血糖正常。在干预前为 IGT 的患者中,3 人(11%)进展为糖尿病,11 人(40%)逆转为 NGT;干预前为 IFG 的患者中,3 人(10.7%)发展成糖尿病,10 人(35.7%)逆转为 NGT;干预前为正常血糖的参与者,3 人(2.3%)发展为糖尿病,15 人(11.5%)发展为 IGT,7 人(5.3%)发展为 IFG;干预前平均 FINDRISC 评分为 18.3(标准差=2.84),表明有中度到高度的糖尿病风险(3 人中有 1 人预计会在未来 10 年内发展为糖尿病),评分在干预后降低为 15.8(标准差=3.77)。

参与者的生活方式也发生了显著变化(表 8.4)。在干预结束后,与基线比较,51.4% 的参与者水果和蔬菜的摄入增加(24.0%, $P < 0.05$),52.6% 的参与者降低了饮食中的脂肪总量,61.7% 的参与者将饱和脂肪饮食变成不饱和脂肪饮食(干预前分别为 25.1% 和 29.1%)($P < 0.05$),同时,25.8% 的参与者在干预期间也增加了身体活动,干预前仅有 7%($P < 0.05$)。

表 8.4　波兰：干预前后的饮食和运动情况

	干预前(%)	干预后(%)
在过去一年中增加了水果和蔬菜的消耗*	24.0	51.4
在过去一年中将饱和脂肪饮食变成不饱和脂肪饮食*	29.1	61.7
在过去一年中降低了饮食中的脂肪总量*	25.1	52.6
进行足够的运动来维持身体状况或健康*	9.7	20.0
在过去一年中增加体育运动[a]	7.4	25.7

[a] $P < 0.05$。

讨论

从希腊和波兰的 DE-PLAN 项目经验得出的主要结论是，T2D 预防所采取的基于改变生活方式的简单干预在社区环境是可行的，然而，相比旨在预防 T2D 的临床试验来说，它们的有效性似乎较低[6,7]。

在某种程度上，希腊 DE-PLAN 项目的目的在于识别与招募程序有效性相关的因素，它表明招募参与者并且使他们在社区的预防 T2D 生活方式干预项目中坚持下来需要付出相当大的努力。在希腊，从工作场所招募比从初级保健中心的招募更为成功，风险评估调查问卷的分发导致初级保健中心的最终招募人数为 118 人，而在职业型环境的招募率要高出三倍(图 8.1)，主要是因为调查问卷的完成率较高(职业性环境为 80%，初级保健中心为 30%)，这是一个非常高的回访率，研究者通常采用群发邮件从所发送信件的 1% ~7% 中来招募参与者[22]。

我们只能推测这种差异出现的原因。"糖尿病预防日"当天在工作场所分发 FINDRISC 调查问卷时，人们被当面告知这个项目并且可以当下提出问题并得到回答，因此，这种方式比初级保健中心就更容易说服人们去完成调查问卷，而初级保健中心的问卷分发给人们后在家填写。来自同事的"同伴压力"及干预会议会在他们的工作地方进行，非常方便，这些都会促进招募参与者。

在这两个国家，干预项目为期一年，依赖于小组会议，并由营养师(希腊)和专业护士(波兰)来进行，这两个项目的重点都是提供关于健康饮食的信息。在希腊，实施结构化的运动项目没有被给予特别关注，也没有尝试行为改变的方法，而在波兰关于体育运动的强化咨询，并且人们可以每周参加一次或两次的 45 分钟运动课程[如水上有氧课程和(或)有氧健身课]，由在中年人体育运动改变上经验丰富的专家来培训参与该项目并讲授运动课程(水上有氧课和有氧健身课)的护士,事实上,自我报告的身体活动状况在干预后有所改善(表 8.4)。

随机对照临床试验的研究表明,生活方式干预,包括饮食调整、体重减轻和身体活动可以使 T2D 的发病率下降 60%[5-10]。

为了确定当前研究证据向现有卫生保健系统中的临床背景转化的可行性,一些实施方案在世界各地已经被执行。在 Laatikainen 等人[23] 的研究中,有组织的群体项目是由 6 次 90 分钟的课程组成,并由澳大利亚初级保健中心训练有素的护士在 8 个月内向 237 名中年人讲授全部课程,结果这些参与者的体重和腰围均减少,心血管危险因素也得到改善。此外,GOAL 生活方式实施试验表明,生活方式咨询在初级卫生保健中心是有效和可行的[24,25],在这项研究中,干预在 352 名糖尿病风险增加的中年人(FINDRISC 评分为 16. 2 ± 3. 3)中进行,生活方式改变的目标从糖尿病预防研究(DPS)中得到,由公共保健护士在 8 个月内对社会行为组进行 6 次课程,干预 12 个月后,体重、BMI 和血清胆固醇在统计学意义上显著减少并维持了 36 个月[24,25],糖尿病预防的自我管理项目(PREDIAS)也获得了类似的结果,在这个项目中,糖尿病教育工作者或心理学家对具有高糖尿病风险的 182 人进行了 12 次小组会议[26]。

在希腊和波兰的 DE-PLAN 研究中,关于 1 年后体重减轻的效果(希腊为 1. 0%,波兰为 2. 2%)明显低于两个具有里程碑意义的临床试验干预中所获得的体重减轻(DPS 为 4. 7%,糖尿病预防项目 DPP 为 6. 5%)[6,7]。两个以社区为基础的干预措施不如 DPS 研究的干预措施强烈[6],DPS 研究中参与者在第一年与营养师有 7 次个人咨询会谈,同时也为他们量身定制个体化的培训课程及个人指导,以提高他们的体育运动水平。当然,干预措施的强度在两个"现实世界"项目中比在 DPP 研究中要弱得多[7],DPP 研究中每个参与者与个案经理在研究的前 6 个月及之后的每个月共有 16 次个人会话,包括饮食、运动和行为的改变,这可能是参与者减肥成功的原因,尽管如此,希腊和波兰的干预策略从社区角度来看是实际的,对日常的初级保健来说是可行的,在社区通过填写调查问卷来识别高危人群也具有较大优势,因为在日常的初级保健中它很容易执行。

波兰和希腊的 DE-PLAN 研究中,在所有参与干预的人身上均观察到有益的临床变化和生活方式的改变,然而,不出所料,那些体重减轻 >5% 的人[在波兰占人群的 24%,希腊为 15%(数据未公布)]变化更明显。此外,在希腊的项目中,减肥效果与坚持程度密切相关,这由参与者的访问次数反映出来[19]。在这两个国家,均观察到血糖代谢障碍状况进展的适度回归,然而,对照组的缺乏及干预措施持续时间较短,使得出可靠结论的可能性受到限制。

综上所述,就像希腊和波兰 DE-PLAN 研究项目的实施,旨在预防T2D 的以社区为基础的生活方式干预是可行的,并且其在减轻体重和改善心脑血管危险因素方面展示出有前途的结果。在希腊,从职业性环境中招募明显优于初级保健中心的招募。有关社区 T2D 预防项目的可靠结论在希腊和波兰需要更长期的数据和更大的研究群组。

(岳晔南　译　毋中明　李　静　何丽雯　校)

参考文献

1. King H, Aubert RE, Herman WH. Global burden of diabetes, 1995–2025. Prevalence, numerical estimates and projections. Diabetes Care 1998;21:1414–31.

2. Cowie CC, Rust KF, Ford ES, Eberhardt MS, Byrd-Holt DD, Li C, et al. Full accounting of diabetes and pre-diabetes in the US population in 1988–1994 and 2005–2006. Diabetes Care 2009;32:287–94.

3. Manuel DG, Schultz SE. Health-related quality of life and health-adjusted life expectancy of people with diabetes in Ontario, Canada, 1996–1997. Diabetes Care 2004;27(2):407–14.

4. Jönsson B. Revealing the cost of type II diabetes in Europe. Diabetologia 2002; 45:S5–S12.

5. Kahn SE. The relative contributions of insulin resistance and beta-cell dysfunction to the pathophysiology of type 2 diabetes. Diabetologia 2003;46:3–19.

6. Tuomilehto J, Lindstrom J, Eriksson JG, Valle TT, Hamalainen H, Ilanne-Parikka P, et al. Prevention of type 2 diabetes mellitus by changes in lifestyle among subjects with impaired glucose tolerance. N Engl J Med 2001;344:1343–50.

7. Knowler WC, Barrett-Connor E, Fowler SE, Hamman RF, Lachin JM, Walker EA, et al. Reduction in the incidence of type 2 diabetes with lifestyle intervention or metformin. N Engl J Med 2002;346:393–403.

8. Chiasson JL, Josse RG, Gomis R, Hanefeld M, Karasik A, Laakso M. Acarbose for prevention of type 2 diabetes mellitus: the stop-NIDDM randomised trial. Lancet 2002;359:2072–7.

9. DeFronzo RA, Tripathy D, Schwenke DC, Banerji MA, Bray GA, Buchanan TA, et al., for the ACT NOW Study. Pioglitazone for diabetes prevention in impaired glucose tolerance. N Engl J Med 2011;364:1104–15.

10. Paulweber B, Valensi P, Lindstrom J, Lalic NM, Greaves CJ, McKee M, et al. A European evidence-based guideline for the prevention of type 2 diabetes. Horm Metab Res 2010;42 (Suppl 1):S3–S36.

11. American Diabetes Association. Standards of medical care in diabetes – 2011. Diabetes Care 2011;34(Suppl 1):S11–61.

12. Ackermann RT, Finch EA, Brizendine E, Zhou H, Marrero DG. Translating the Diabetes Prevention Program into the community: the DEPLOY Pilot Study. Am J Prev Med 2008;35:357–63.

13. Costa B, Cabre JJ, Sagarra R, Sola-Morales O, Barrio F, Pinol JL, et al. for the DE-PLAN-CAT/PREDICE Research Group. Rationale and design of the PREDICE project: cost-effectiveness of type 2 diabetes prevention among high-risk Spanish individuals following lifestyle intervention in real-life primary care setting. BMC Public Health 2011;11:623.

14. Valensi P, Schwarz EH, Hall M, Felton AM, Maldonato A, Mathieu C. Pre-diabetes essential action: a European perspective. Diabetes Metab 2005;31:606–20.

15. Schwarz PE, Schwarz J, Schuppenies A, Bornstein SR, Schulze J. Development of a diabetes prevention management program for clinical practice. Public Health Rep 2007;122:258–63.

16. Schwarz PEH, Lindstrom J, Kissimova-Skarbeck K, Szybinski Z, Barengo NC, Peltonen M, et al. on behalf of the DE-PLAN project. The European perspective of type 2 diabetes prevention: Diabetes in Europe – Prevention using lifestyle, physical activity and nutritional intervention (DE-PLAN) project. Exp Clin Endocrinol Diabetes 2008;116:167–72.

17. Lindstrom J, Tuomilehto J. The Diabetes Risk Score: a practical tool to predict type 2 diabetes risk. Diabetes Care 2003;26:725–31.

18. World Medical Association Declaration of Helsinki. Recommendations guiding physicians in biomedical research involving human subjects. JAMA 1997;277:925–6.

19. Makrilakis K, Liatis S, Grammatikou S, Perrea D, Katsilambros N. Implementation and effectiveness of the first community lifestyle intervention program to prevent type 2 diabetes in Greece: The Deplan study. Diabet Med 2010;27:459–65.

20. Kontogianni MD, Liatis S, Grammatikou S, Perrea D, Katsilambros N, Makrilakis K. Changes in dietary habits and their association with metabolic markers after a non-intensive, community-based lifestyle intervention to prevent type 2 diabetes, in Greece: The DEPLAN study. Diabetes Res Clin Pract 2012;95:207–14.

21. Gilis-Januszewska A, Szybinski Z, Kissimova-Skarbek K, Piwońska-Solska B, Pach D, Topor-Madry R, et al. Prevention of type 2 diabetes by lifestyle intervention in primary health care setting in Poland: Diabetes in Europe Prevention using Lifestyle, Physical Activity and Nutritional intervention (DE-PLAN) Project. Br J Diabetes Vasc Dis 2011;11:198–203.

22. Cosgrove N, Borhani NO, Bailey G, Borhani P, Levin J, Hoffmeier M, et al. Mass mailing and staff experience in a total recruitment program for a clinical trial: the SHEP experience. Systolic Hypertension in the Elderly Program. Cooperative Research Group. Control Clin Trials 1999;20:133–48.

23. Laatikainen T, Dunbar JA, Chapman A, Kilkkinen A, Vartiainen E, Heistaro S, et al. Prevention of type 2 diabetes by lifestyle intervention in an Australian primary health care setting: Greater Green Triangle (GGT) Diabetes Prevention Project. BMC Public Health 2007;19:249.

24. Absetz P, Valve R, Oldenburg B, Heinonen H, Nissinen A, Fogelholm M, et al. Type 2 diabetes prevention in the "real world": one-year results of the GOAL Implementation Trial. Diabetes Care 2007;30:2465–70.

25. Absetz P, Oldenburg B, Hankonen N, Valve R, Heinonen H, Nissinen A, et al. Type 2 diabetes prevention in the real world: three-year results of the GOAL lifestyle

implementation trial. Diabetes Care 2009;32:1418–20.

26. Kulzer B, Hermanns N, Gorges D, Schwarz P, Haak T. Prevention of diabetes self-management program (PREDIAS): effects on weight, metabolic risk factors, and behavioral outcomes. Diabetes Care 2009;32:1143–6.

第9章
糖尿病预防质量管理和结果评估

Markku Peltonen, Rüdiger Landgraf

引言

日益增加的 2 型糖尿病患者是世界性的重大公共卫生问题[1]。在临床试验中,2 型糖尿病高危人群的糖尿病患病风险显著降低,通过健康营养均衡的饮食、增加运动及保持或减轻体重,延缓了糖尿病的发生[2-7]。将这一研究结果运用到改善公共健康上,需要发展和实施有效的预防策略及项目[8]。

IMAGE 项目是欧洲糖尿病预防指南和培训标准的延伸项目,项目的发起是为了统一和强化目前流行的各种预防管理概念[9,10],它的主要目标是开发 2 型糖尿病预防的循证指南—实际执行的一种方式,是预防管理者的课程,是预防活动的电子学习入门,此外,质量管理和结果评估的标准主要用于初级预防[11,12]。

持续的质量控制及过程和结果的评估是初级预防项目成功的一个关键因素,系统的评估和报告需要统一的质量标准。一些组织机构和工作小组已经开发出临床糖尿病护理的质量指标,相比之下,糖尿病预防的质量管理发展还不完善,目前,预防项目经常缺乏一些结构化的随访和评估方法,也没有可用的标准化质量指标。

本章描述了由 IMAGE 项目产生的质量和评估标准,并提出一组糖尿病预防项目的质量和结果评估指标,这些指标的发展在原文中有详细描述[11,12],本章的重点是糖尿病初级预防的质量管理,并针对那些在医疗保健系统不同层次的糖尿病预防。

糖尿病护理质量

卫生保健质量可以被定义为"对个体和群体卫生服务的程度增加了所期望的卫生结果的可能性，并且与当前的专业知识相一致"[13]，然而，因为有不同的观点和方法去定义、衡量并改进它，所以定义卫生保健质量很复杂[14]。

循证临床指南来自循证医学实践，然而，临床指南本身并不能保证护理质量，例如，尽管指南的可用性广泛，但是大多数的糖尿病患者还是没有得到恰当的护理[15]，事实上，当评估结果时临床指南只能改进临床实践[16]。

尽管有人建议，但质量指标不常纳入临床指南[17]，即使是最权威的国际糖尿病指南也缺乏系统的质量指标[18-21]，英国国家卫生医疗质量标准署（NICE）[22]提出了执行工具，包括审核标准和衡量组织实践的指南标准[23]。

欧洲已经开展了一些旨在改善糖尿病问题报告的糖尿病项目，欧洲糖尿病的核心指标（EUCID）项目（2006～2007年）开发了27个指标，并证明了在各欧盟国家和未来的成员国中数据收集的可行性。这个项目旨在促进规划良好的糖尿病健康状况和各个国家的糖尿病护理组织[24]。

许多协会已经发表了糖尿病护理特有的质量指标，经济合作与发展组织（OECD）质量指标项目发布了糖尿病护理九个卫生系统水平的质量指标[25,26]。在美国，糖尿病质量改进项目（DQIP）开发和实施了一套全面和广泛支持的国家评估措施[27]，由来自欧盟或欧洲自由贸易区（EU/EFTA）15个国家的参与者组成的工作小组，制订了一套监测EU/EFTA国家糖尿病及其并发症的31个指标[28]。一些欧盟国家一直致力于制订糖尿病护理的质量指标，例如，德国的萨克逊人糖尿病管理项目开发了一个综合质量管理系统[29]，比利时研究通过在5个欧洲国家评估125个糖尿病指南，制订了一系列的2型糖尿病质量指标[17]，荷兰的一个研究小组提出了一套2型糖尿病药物管理的质量指标[30]，在糖尿病教育领域，国际糖尿病联盟公布了包括质量指标在内的一些标准[31,32]。

健康促进和初级预防方面的质量

相比糖尿病护理，糖尿病预防的质量管理和指标发展仍不完善，尽管许多国家性组织和联盟已经开发出肥胖预防和管理指南[33-35]，但只有NICE的建议能识别可测量的指标并包括审核标准，这些都可以帮助实施[36]。

欧洲心脏病学会在临床实践上的心血管疾病预防指南[21]和糖尿病心脏病指南[19]都缺乏质量指标，美国心脏病学基金会/美国心脏病协会与其他机构合作，为成人的心血管疾病初级预防[38]开设了一门课程[37]和效果评估，这些提供了衡量护理质量的工具并帮助识别改进的机会[38]。在欧洲，9个国家的代表专家开发了一套心血管疾病预防和管理的质量指标[39]。

质量指标和结果指标的分类

IMAGE质量指标的设计是为了适用于尽可能广泛的人群，它们涵盖了不同级别医疗保健系统的不同预防策略和目标参与者，质量标准分为质量指标和科学结果评估测量值，质量指标是预防活动的最低要求，而科学的结果指标使评估成为可能。

预防策略

全民预防策略旨在发展、改进和实施针对整个人群的初级预防，成功的全民糖尿病预防需要社会众多利益相关者来参与，比如教育机构、食品产业、媒体、城市规划师及非政府组织（NGO）。

高危预防策略的目的是识别高危人群并支持他们改变生活方式以降低糖尿病的风险。

2型糖尿病高危人群的有效筛查对于干预的成功是必不可少的，筛查的不同方法包括使用风险调查问卷、机会性筛查和计算机数据库检索，如果将行为改变与环境适应相结合，则个体的长期预防则会尤为成功。

卫生保健操作者的水平

根据卫生保健操作者水平的不同，有不同的质量指标，宏观层面指标对国家级研究机构和非政府组织（NGO）的代表所感兴趣的糖尿病预防很重要。

保健区、卫生保健中心、职业卫生机构、私营企业和地方NGO的糖尿病预防需要中观层面（即有效的初级保健层面）指标来协助。

对亲自实践预防工作的人员（医生、护士、营养师、理疗师、专业的预防管理者)来说,微观层面的指标是必需的。

结构、过程和结果的模型

这里介绍的质量指标是根据结构、过程和结果(SPO)模型来进行分类的[40,41]。结构指的是物质资源和人力资源以及组织的结构,包括设施、资金和人员;过程指的是活动要达到的目标,比如给予和接受护理及干预的实施;结果描述的是护理或干预对个人或人群健康状况的效果。

表9.1所示为IMAGE项目制订的质量和结果评价指标的分类概况。

质量标准和指标

SPO模型提供了衡量糖尿病预防质量指标的标准,表9.2所示为根据卫生保健操作者的宏观、中观和微观层面确定的结构和过程的质量标准,表9.3所示为衡量这些标准的相应质量和结果指标。

全民预防策略

成功的全民预防策略需要支持肥胖和糖尿病预防的政策、立法和卫生监测系统。国家糖尿病预防的目标应该包括考虑少数民族和社会地位低下人群的特殊需要,因为这些人群的2型糖尿病发病率较平均发病率高,预防儿童和青少年肥胖也是一个目标,国家卫生监测系统应该提供足够的信息来进行有效的监督。

表9.1 质量和结果评价指标的分类概况

预防策略	
全民预防策略	活动旨在促进所有人群的健康
高危人群预防策略	高危人群的识别和干预
卫生保健操作者的水平	
宏观层面	国家层面的决策者
中观层面	有效的初级保健层面
微观层面	个人层面的预防工作
质量标准	
结构指标	物质和人力资源,组织结构
过程指标	活动要达到的目标
质量和结果指标	
结果指标	有关糖尿病预防干预和活动的效果
科学的评估指标	评估目的的结果衡量

表 9.2   由卫生保健操作者的宏观、中观和微观层面确定的结构和过程的质量标准

宏观层面的质量标准

政策和立法支持对糖尿病预防有利的环境

国家糖尿病预防计划的特殊预防目标是可行的

国家卫生监测系统为糖尿病的监督提供足够的信息

在糖尿病预防的所有活动中要考虑少数民族和社会地位低下的人群

政策和立法考虑到预防儿童和青少年肥胖所需采取的措施

中观层面的质量标准

全民糖尿病预防的基本知识是卫生保健提供者医学专业课程的一部分

卫生保健提供者与健康促进的其他参与者积极合作

在国家层面上评估不同的筛查方案

经过验证的糖尿病风险评估工具可用于卫生保健提供者

支持筛查实施的信息技术系统在卫生保健提供者层面是可用的

为卫生保健提供者确定临床路径来治疗有糖尿病风险的人群

卫生保健提供者支持多学科研究方法的干预

卫生保健专业人员的教育包括高危人群的预防策略

医疗记录系统支持慢性病预防的干预

微观层面的质量标准

评估个人的风险因素

讨论人格行为改变的动机

在个体层面确定干预的结构和内容

建立干预的个体化目标

确定随访计划

在卫生保健提供者层面,应该促进糖尿病预防并为预防工作分配足够的资源,医学专业课程应该包括糖尿病预防全民策略的基本知识,健康促进领域的不同利益相关者之间也应该积极合作。

决策者通过应用这些质量指标可以检测和评估选定的全民策略的质量和效果(表9.3)。

高危人群预防策略

筛查方案在卫生保健提供者进行实施前应该在国家层面进行验证和评估,它们应该包括诊断程序的路径以及不同亚组(例如,年龄、少数民族)已确定的干预策略,卫生保健提供者应该促进验证过的风险评估工具的使用,信息技术系统也应该包括筛查工具。

对于危险人群,中观层面的筛查策略应该被纳入临床路径,建议采取多学科研究方法,卫生保健专业人员应该接受预防策略教育,医疗记录系统应该支持干预和慢性病的预防。

表9.3　全民预防策略和高危人群预防策略的质量和结果指标及相应的
卫生保健操作者层面预防策略

全民预防策略	层面
意识到糖尿病及有危险因素的人群比例	宏观
糖尿病在人群中的患病率	宏观
缺乏运动人群的百分率	宏观
超重、肥胖和腹型肥胖的发生率	宏观
遵照国家营养建议的人口比例	宏观
医疗保健费用分配给预防项目的人口比例	宏观
在全民初级预防项目中每个卫生保健提供者活跃的比例	中观
在全民初级预防中健康促进机构活跃的数目	中观
高危人群预防策略	**层面**
每年由卫生保健提供者筛查出的人口比例	中观
确定为高危人群并指向诊断程序的人口比例	中观
确定为高危人群并指向生活方式干预的人口比例	中观
在卫生保健提供者层面有资格对 10 万人进行干预的医护人员的数目	中观
参加生活方式干预后转为非高危人群的比例	中观
从干预中退出的人群比例	中观
进行干预的高危人群在一年随访中危险因素达到临床显著改变的比例	中观
进行干预的高危人群中糖尿病的发病率	中观
完成计划干预访问超过 1 年的人群比例	微观
改变体重超过 1 年	微观
改变腰围超过 1 年	微观
改变血糖超过 1 年	微观
改变营养质量超过 1 年	微观
改变身体活动超过 1 年	微观

Source：from Pajunen et al. [12]，with permission from Georg Thieme Verlag KG.

在微观层面,干预开始时应该评估个体的危险因素,并探讨其行为改变的动机,干预的结构和内容应该被确定并建立个体化的目标,计划并记录个体的随访。

结果评估指标

表9.4 所示为包括微观层面数据在内的一个例子,这些微观层面的评估指标提供了糖尿病预防活动的结果和绩效衡量,并提高了科学评估和报告的质量,当地的需求和环境对不同预防项目所采用的数据收集方法的最终形式有决定性作用。

表 9.4　微观层面的结果指标和推荐的数据收集内容支持、监测和评估微观层面的糖尿病预防

	核心项目	附加项目
1. 个人数据	个人身份	婚姻状况
		学历
		民族
		就业状况
2. 筛查	用于筛查的方法	
	风险评分的类型和结果（若使用）	
	干预的理由	
3. 健康和健康行为	慢性疾病	糖尿病和 CVD 家族史
	常规药物	
	吸烟：	
	从不/戒烟/目前吸	频率、使用的产品
	体育活动：	
	类型、频率、强度	工作相关的、上下班、业余时间
	测量方法（如面谈、日记、回忆、计步器、加速计）	
	营养：	
	膳食结构：蔬菜、水果、果酱、油、面包、谷物（全谷/细粮）、甜食、饮料、酒类等的摄入	脂肪、饱和脂肪酸和反式脂肪酸、膳食纤维（g/d, g/1 000 kcal）的能量比例（E%），总能量，酒精（g, E%），添加糖（g, E%）
	测量方法（如饮食日记、食物频率问卷或清单）	
4. 临床数据（标准的）	体重	餐后两小时 OGTT 血糖
	身高	糖化血红蛋白
	腰围	血脂（总胆固醇、LDL、HDL、甘油三酯）
	空腹血糖	额外测量（空腹胰岛素等）
	收缩压和舒张压	

（待续）

表 9.4(续)

	核心项目	附加项目
5. 干预内容	干预类型(群组、个人等)	
	频率、持续时间和其他细节	
	干预目标:	
	体重、饮食、吸烟、运动	
	强化	
6. 干预成功	坚持(完成计划干预访问的人群比例)	糖尿病治疗效果满意度调查问卷
	变化:健康和健康行为、临床数据	健康相关的生活质量
7. 维持	计划如何尽可能维持干预后的生活方式改变	

CVD,心血管疾病;HDL,高密度脂蛋白;LDL,低密度脂蛋白;OGTT,口服葡萄糖耐量试验。

Source:from Pajunen et al. [12], with permission from Georg Thieme Verlag KG.

需要通过采取标准化和有效的措施来获得可靠和可比较的结果,欧洲健康检查的可行性调查研究(FEHES)[42]和世界卫生组织(WHO)STEPS 手册[43]推荐标准化的物理测量(体重、身高、腰围、血压)。

WHO 2002 年文件[44]中实验室诊断和糖尿病监测提供了血糖测量值的标准,包括口服葡萄糖耐量试验(OGTT),分析过程中的所有步骤都需要注意[45]。分析前的问题可能会严重影响血糖测定法的质量,葡萄糖通过糖酵解丢失,而氟化钠可以抑制它,这是数十年来采用的方法,此外,冰浆可以防止分析前葡萄糖的丢失。然而,新的氟乙烯-柠檬酸混合物导管可以使样品长期储存和运输,同时还应该确保一个高质量的测量过程[45,46]。

国际临床化学和实验室医学联盟(IFCC)发布了 HbA1c(糖化血红蛋白)的测量标准[31,32],用市售的胰岛素测定,结果存在很大差异,IFCC 标准化的胰岛素测定工作组与美国糖尿病协会合作,目前正在开发一种胰岛素分析的待定参考方法。

FEHES 和美国疾病控制和预防中心[47]有一个血脂测量的认证项目,提供取血样的建议。

饮食日记、食物频率问卷和清单可以用来评估膳食的结构和成分,所采用的方法取决于文化背景、可用资源和高危人群的合作情况。从文化角度来说,特定的食物成分数据库可精确计算营养的摄入量,通过推荐食物(例如蔬菜、水果、全谷类)和不推荐食物(如软饮料、点心)的摄入频率可以评估饮食的质量和变化。

体育活动可以通过计步器和加速计来精确测量,自我报告的数据可以通过访谈、日记和回忆来收集。评估应该包括体育活动的类型(如散步、游泳)、频率(次数)、持续时间和强度(体力水平),利用这四部分,在代谢当量(METS)[48]中可以估算相对能量消耗。

欧洲健康采访调查(EHIS)包括药物使用的标准化问题[49],IMAGE科学指南中存在卫生经济评估和成本问题[9],我们应该用标准化的仪器测量生活质量并证实有可能的转变,治疗的满意度可以用糖尿病治疗满意度调查问卷(DTSQ)来评估[50]。

讨论

IMAGE 循证指南[9]和预防实践指南[10]为糖尿病的预防提出了一套质量和结果指标,因此这些指标与指南标准密切联系,并被用来作为糖尿病预防循证指南和实践指南的绩效衡量指标。质量指标为决策者、卫生保健提供者和医护人员提供一些工具来监测、评估和改进糖尿病预防的质量。根据国家和地方的立法,质量管理的实施可能需要适应当地环境。

当制订指标时,全民预防策略和高危人群预防策略应被考虑,质量指标代表预防工作的不同方面:全民预防、高危人群筛查、高危人群预防。为了促进指标的可用性,其应适用于尽可能广泛的人群:高危人群,即不管使用什么筛查方法检测出有 2 型糖尿病风险的所有人群,而且这些指标应适用于所有成年人。

在卫生保健中衡量和评估效果的方法正在不断发展,一般来说,质量指标是基于证据/循证的措施,来评估一种特定卫生保健的结构、过程和结果[41],它们的目标是为一些机构、规划师和服务供应商提供量化基础来改进流程和保健[51]。质量衡量确实需要基于科学验证的丰富的要求和标准[52],或至少是基于一个特定学科领域的最权威意见[41]。一个有效的指标必须是可重复的和一致的,有效性是一个指标达到预定目标的程度(即测量结果与被测量现象的状态相符合时为有效)[51],可靠性是指标测量的可重复性的程度,其确保指标随着时间的推移可以被用来在群组中做比较[51]。

　　质量和结构指标的实施需要适应当地的环境,在德国,预防的协调和质量(KoQuaP;www. koquap. de)系统符合数据保护法,同时也允许测量的预防相关数据网上提交,干预提供者来执行匿名数据的管理和执行。

　　本章提到的质量指标主要用于预期的环境,但如果数据收集的质量能用于回顾性分析,质量指标也有可能适用于回顾性分析,当发展和实施糖尿病预防活动时,它们包括最低水平的质量标准,通过额外的结果评估指标来鼓励个体和组织机构使用这些措施在预防工作中形成一个科学的评估观点。

　　总之,与 2 型糖尿病预防的 IMAGE 指南相比较,具有质量和结果评价指标和审核工具的质量管理系统已经发展起来,这些指标代表卫生保健系统的不同水平,它们可以用于内部质量控制和运营商之间的外部对比,并且它们能够在不同的预防方法之间做比较,这些质量标准补充了IMAGE 指南并提供了一种改善糖尿病预防质量的工具。

致谢

　　这项工作是基于 IMAGE 欧洲研究小组开发的产品,请参阅 www. image-project. eu。

(王开放　译　毋中明　罗萍艳　王才娟　校)

参考文献

1. Whiting DR, Guariguata L, Weil C, Shaw J. IDF Diabetes Atlas: Global estimates of the prevalence of diabetes for 2011 and 2030. Diabetes Res Clin Pract 2011; 94:311–21.

2. Tuomilehto J, Lindstrom J, Eriksson JG, Valle TT, Hamalainen H, Ilanne-Parikka P, et al. Prevention of type 2 diabetes mellitus by changes in lifestyle among subjects with impaired glucose tolerance. N Engl J Med 2001;344(18):1343–50.

3. Lindstrom J, Ilanne-Parikka P, Peltonen M, Aunola S, Eriksson JG, Hemio K, et al. Sustained reduction in the incidence of type 2 diabetes by lifestyle intervention: follow-up of the Finnish Diabetes Prevention Study. Lancet 2006;368(9548): 1673–9.

4. Knowler WC, Barrett-Connor E, Fowler SE, Hamman RF, Lachin JM, Walker EA, et al. Reduction in the incidence of type 2 diabetes with lifestyle intervention or metformin. N Engl J Med 2002;346(6):393–403.

5. Li G, Zhang P, Wang J, Gregg EW, Yang W, Gong Q, et al. The long-term effect of lifestyle interventions to prevent diabetes in the China Da Qing Diabetes Prevention Study: a 20-year follow-up study. Lancet 2008;371(9626):1783–9.

6. Ramachandran A, Snehalatha C, Mary S, Mukesh B, Bhaskar AD, Vijay V. The Indian Diabetes Prevention Programme shows that lifestyle modification and metformin prevent type 2 diabetes in Asian Indian subjects with impaired glucose tolerance (IDPP-1). Diabetologia 2006;49(2):289–97.

7. Kosaka K, Noda M, Kuzuya T. Prevention of type 2 diabetes by lifestyle intervention: a Japanese trial in IGT males. Diabetes Res Clin Pract 2005;67(2):152–62.

8. Schwarz PE, Schwarz J, Schuppenies A, Bornstein SR, Schulze J. Development of a diabetes prevention management program for clinical practice. Public Health Rep 2007;122(2):258–63.

9. Paulweber B, Valensi P, Lindstrom J, Lalic NM, Greaves CJ, McKee M, et al. A European evidence-based guideline for the prevention of type 2 diabetes. Horm Metab Res. 2010;42(Suppl 1):S3–36.

10. Lindstrom J, Neumann A, Sheppard KE, Gilis-Januszewska A, Greaves CJ, Handke U, et al. Take action to prevent diabetes: the IMAGE toolkit for the prevention of type 2 diabetes in Europe. Horm Metab Res 2010;42(Suppl 1):S37–55.

11. Pajunen P, Landgraf R, Muyelle F, Neumann A, Lindström J, Schwarz PE, et al. Quality and Outcome Indicators for Prevention of Type 2 Diabetes In Europe: IMAGE. Helsinki: THL, 2010.

12. Pajunen P, Landgraf R, Muylle F, Neumann A, Lindstrom J, Schwarz PE, et al. Quality indicators for the prevention of type 2 diabetes in Europe: IMAGE. Horm Metab Res. 2010;42(Suppl 1):S56–63.

13. Lohr K. Medicare: A Strategy for Quality Assurance, Vols 1 and 2. Washington, DC: National Academy Press; 1990.

14. Blumenthal D. Part 1: Quality of care: what is it? N Engl J Med 1996;335(12):891–4.

15. Gnavi R, Picariello R, Karaghiosoff L, Costa G, Giorda C. Determinants of quality in diabetes care process: the population-based Torino Study. Diabetes Care 2009; 32:1986–92.

16. Grimshaw JM, Russell IT. Effect of clinical guidelines on medical practice: a systematic review of rigorous evaluations. Lancet 1993;342(8883):1317–22.

17. Wens J, Dirven K, Mathieu C, Paulus D, Van Royen P. Quality indicators for type-2 diabetes care in practice guidelines: an example from six European countries. Prim Care Diabetes 2007;1(1):17–23.

18. IDF Clinical Guidelines Task Force. Global guideline for type 2 diabetes: recommendations for standard, comprehensive, and minimal care. Diabet Med 2006;23(6): 579–93.

19. Ryden L, Standl E, Bartnik M, Van den Berghe G, Betteridge J, de Boer MJ, et al. Guidelines on diabetes, pre-diabetes, and cardiovascular diseases: executive summary. The Task Force on Diabetes and Cardiovascular Diseases of the European Society of Cardiology (ESC) and of the European Association for the Study of Diabetes (EASD). Eur Heart J 2007;28(1):88–136.

20. Buse JB, Ginsberg HN, Bakris GL, Clark NG, Costa F, Eckel R, et al. Primary prevention of cardiovascular diseases in people with diabetes mellitus: a scientific statement from the American Heart Association and the American Diabetes Association. Circulation 2007;115(1):114–26.

21. Graham I, Atar D, Borch-Johnsen K, Boysen G, Burell G, Cifkova R, et al. European guidelines on cardiovascular disease prevention in clinical practice: full text. Fourth Joint Task Force of the European Society of Cardiology and other societies on car-

diovascular disease prevention in clinical practice (constituted by representatives of nine societies and by invited experts). Eur J Cardiovasc Prev Rehabil 2007;14(Suppl 2):S1–113.

22. National Institute for Health and Clinical Excellence (NICE). Type 2 diabetes national clinical guideline for management in primary and secondary care (update). 2008.

23. National Institute for Health and Clinical Excellence (NICE). Audit support. Type 2 diabetes: clinical criteria. 2008. Available from: http://guidance.nice.org.uk/CG66/ AuditSupport/clinical (accessed 20 March 2013).

24. European Core Indicators for Diabetes Mellitus (EUCID). Final report European Core Indicators in Diabetes project. 2008. Available from: http://ec.europa. eu/health/ph_projects/2005/action1/docs/action1_2005_frep_11_en.pdf (accessed 6 March 2013).

25. Greenfield S, Nicolucci A, Mattke S. Selecting indicators for the quality of diabetes care at the health system level in OECD countiries. OECD health technical papers. 2004.

26. Nicolucci A, Greenfield S, Mattke S. Selecting indicators for the quality of diabetes care at the health systems level in OECD countries. Int J Qual Health Care 2006;18(Suppl 1):26–30.

27. Fleming BB, Greenfield S, Engelgau MM, Pogach LM, Clauser SB, Parrott MA. The Diabetes Quality Improvement Project: moving science into health policy to gain an edge on the diabetes epidemic. Diabetes Care 2001;24(10):1815–20.

28. de Beaufort CE, Reunanen A, Raleigh V, Storms F, Kleinebreil L, Gallego R, et al. European Union diabetes indicators: fact or fiction? Eur J Public Health 2003;13(3 Suppl):51–4.

29. Rothe U, Muller G, Schwarz PE, Seifert M, Kunath H, Koch R, et al. Evaluation of a diabetes management system based on practice guidelines, integrated care, and continuous quality management in a Federal State of Germany: a population-based approach to health care research. Diabetes Care 2008;31(5):863–8.

30. Martirosyan L, Braspenning J, Denig P, de Grauw WJ, Bouma M, Storms F, et al. Prescribing quality indicators of type 2 diabetes mellitus ambulatory care. Qual Saf Health Care 2008;17(5):318–23.

31. American Diabetes Association; European Association for the Study of Diabetes; International Federation of Clinical Chemistry and Laboratory Medicine; International Diabetes Federation. Consensus statement on the worldwide standardisation of the HbA1c measurement. Diabetologia 2007;50(10):2042–3.

32. Implementation of standardization of HbA1c measurement. Summary of the meeting with manufacturers held in Milan, Italy, December 12, 2007. Clin Chem Lab Med 2008;46(4):573–4.

33. World Health Organization (WHO). Obesity: preventing and managing the global epidemic. Report of a WHO consultation on obesity. WHO Technical Report Series 2000.

34. Tsigos C, Hainer V, Basdevant A, Finer N, Fried M, Mathus-Vliegen E, et al. Management of obesity in adults: European clinical practice guidelines. Obes Facts 2008; 1:106–16.

35. Klein S, Sheard NF, Pi-Sunyer X, Daly A, Wylie-Rosett J, Kulkarni K, et al. Weight management through lifestyle modification for the prevention and management of type 2 diabetes: rationale and strategies: a statement of the American Diabetes

Association, the North American Association for the Study of Obesity, and the American Society for Clinical Nutrition. Diabetes Care 2004;27(8):2067–73.

36. National Institute for Health and Clinical Excellence (NICE). Audit criteria. Obesity: Guidance on the prevention, identification, assessment and management of overweight and obesity in adults and children. 2006: Available from: http://guidance. nice.org.uk/CG43/AuditSupport (accessed 20 March 2013).

37. Bairey Merz CN, Alberts MJ, Balady GJ, Ballantyne CM, Berra K, Black HR, et al. ACCF/AHA/ACP 2009 competence and training statement: a curriculum on prevention of cardiovascular disease. Circulation 2009;120(13):e100–26.

38. Redberg RF, Benjamin EJ, Bittner V, Braun LT, Goff DC Jr, Havas S, et al. ACCF/ AHA 2009 performance measures for primary prevention of cardiovascular disease in adults. Circulation 2009;120(13):1296–336.

39. Campbell SM, Ludt S, Van Lieshout J, Boffin N, Wensing M, Petek D, et al. Quality indicators for the prevention and management of cardiovascular disease in primary care in nine European countries. Eur J Cardiovasc Prev Rehabil 2008;15(5):509–15.

40. Donabedian A. Evaluating the quality of medical care. Milbank Mem Fund Q. 1966;44(3 Suppl):166–206.

41. Donabedian A. The quality of care. How can it be assessed? JAMA 1988;260(12): 1743–8.

42. Tolonen H, Koponen P, Aromaa A, Conti S, Graff-Iversen S, Grotvedt L, et al. for the feasibility of a European Health Examination Survey (FEHES) Project. Recommendations for the Health Examination Surveys in Europe. 2008. Available from: http://urn.fi/URN:ISBN:978-951-740-838-7 (accessed 20 March 2013).

43. World Health Organization (WHO). STEPwise approach to surveillance (STEPS). Part 3: Training and Practical Guides 3-3-14. Section 3: Guide to Physical Measurements (Step 2) 2008 [updated 2008; cited 2009 21 October]; Available from: http:// www.who.int/chp/steps/Part3_Section3.pdf (accessed 6 March 2013).

44. World Health Organization (WHO). Laboratory Diagnosis and Monitoring of Diabetes Mellitus 2002. 2002 [updated 2002; cited 2009 21 October]; Available from: http://whqlibdoc.who.int/hq/2002/9241590483.pdf (accessed 6 March 2013).

45. Bruns DE, Knowler WC. Stabilization of glucose in blood samples: why it matters. Clin Chem 2009;55(5):850–2.

46. Gambino R, Piscitelli J, Ackattupathil TA, Theriault JL, Andrin RD, Sanfilippo ML, et al. Acidification of blood is superior to sodium fluoride alone as an inhibitor of glycolysis. Clin Chem 2009;55(5):1019–21.

47. Centers for Disease Control and Prevention (CDC). The Cholesterol Reference Method Laboratory Network (CRMLN). 2009. Available from: http://www.cdc.gov/ labstandards/crmln.html (accessed 6 March 2013).

48. Kriska A, Caspersen C. Introduction to a collection of physical activity questionnaires. Med Sci Sports Exerc 1997;29(6 Suppl):S5–9.

49. European Health Interview Survey (EHIS). EHIS Questionnaire 2006. Available from: http://ec.europa.eu/health/ph_information/implement/wp/systems/docs/ev_ 20070315_ehis_en.pdf (accessed 6 March 2013).

50. Bradley C. The Diabetes Treatment Satisfaction Questionnaire (DTSQ). In: Bradley C, editor. Handbook of Psychology and Diabetes: a guide to psychological measurement in diabetes research and practice. Switzerland: Harwood Academic Publishers; 1994. pp. 111–32.

51. Mainz J. Defining and classifying clinical indicators for quality improvement. Int J Qual Health Care 2003;15(6):523–30.

52. Sackett D, Straus S, Richardson W. Evidence-Based Medicine: How to Practice and Teach EBM, 2nd edn. London: Churchill Livingstone; 2000.

第 10 章
预防管理人员的培训

Peter Kronsbein

劝诫那些有患 2 型糖尿病风险的人群是一件极具挑战的事。我们已经从各方面的研究中得知,改变生活习惯可以预防或延迟疾病的发生(见第 1 章),但是维持这种改变需要巨大的努力,有患病风险的人需要由训练有素、经验丰富的人来支撑他们建立和维持一个良好生活方式的意愿。通常,这些生活习惯的改变旨在减轻体重、增加体育锻炼。

在糖尿病领域,从早期胰岛素疗法开始时,Joslin[1,2]就开始宣传对糖尿病患者进行教育和强化是治疗整体中的一部分。然而,患者自我管理的益处花了超过半个世纪(从 1923 年到 20 世纪 70 年代末)的时间才被人们广泛接受,这归功于大量关于糖尿病治疗和教育方案的研究结果。为了优化患者与疾病相关的技能、知识、决策、态度和行为,在 1 型和 2 型糖尿病的医疗保健系统中,应落实结构化的患者教育和治疗方案。

在糖尿病治疗背景下,糖尿病教育者作为治疗组的一部分已有几十年的历史。The Diabetes Educator 这份杂志于 1975 年首次出版,现在已经有将近 40 年的重要历史了。在许多国家,一个特殊结构的培训课程和糖尿病教育者认证已经建立。

至于糖尿病预防,情形就大不相同。对结构化教育的领会、传播水平和许可,在某种程度上比计划落后几十年。生活方式干预项目对 2 型糖尿病发病率的有利影响已经被公布,下一目标就是使糖尿病干预项目被国际医疗卫生系统所证实。

连同这些目的和活动,预防管理人员在 2 型糖尿病领域(PM^{T2Dm})的作用最近被确定。PM 培训课程是基于专门的结构化培训课程和明确的认定法规基础上发展起来的。在 IMAGE 项目(2007 ~ 2010)中,来自 15 个国家的项目合伙人,一起为糖尿病预防和 PM^{T2DM} 培训课程研制指导方针。几个项目合作国家[4,5]通过试验来测试这一课程的实用性和可接受性。PM^{T2DM}培训中 IMAGE 课程的几个例子会在这一章出现。

2 型糖尿病预防管理人员培训课程的发展

在糖尿病治疗中,大多数糖尿病教育者培训的项目是"结构化的"。这同样也适用于糖尿病患者的治疗和教育项目。结构化的干预模式对糖尿病预防领域的培训和授权也是有意义的。

开展培训项目的结构化方式是先下定义,然后采用一个基础课程。这一基础课程至少包括三个重要部分:

1. 描述基础组织条件;
2. 明确主要学习任务、特定的学习目的、教学方法、教学材料等;
3. 明确如何操作来达成学习任务。

课程的构想最好包括如下几方面:

- 培训要将现存的或确定的(预先确定的)情况考虑在内;
- 在计划阶段,充分明确学习任务、方法、教学材料;
- 培训实施时,培训模块的持续时间和考试规则要遵循一个标准,避免不同讲师和地区的差异。

基础组织条件的描述

一个结构化培训和干预方法的发展需要考虑一个国家的政治和组织条件。这些潜在的规则影响到:①对预期目标组生活方式改变的干预;②对预防管理人员的培训项目。

对预防管理者培训课程的发展做一下预想,就会发现各种基础问题都需要回答:

- 医疗卫生系统对贯彻糖尿病预防干预项目的条件和有关规定是什么?
- 在不同国家预防管理人员的任务是什么?
- 加入 PM 培训所必要的入门资格是什么?
- PM 培训的持续时间是多长?
- 培训模块的教学结构是什么?
- 电子学习部分能结合到培训内容中么?

医疗卫生系统对贯彻糖尿病预防干预项目的条件和规定是什么？

糖尿病预防干预项目适宜在许多环境实施，例如私人的、公共的或者工作场所。另外，强大的社区合作也可以促进对生活方式干预的实施和传播。

例如，在德国，绝大多数人口都有强制性医疗保险。处在初级医疗卫生水平的患者由全科医生照顾，主要是在私人诊所或是门诊。医疗费用主要由健康保险公司承担，私人诊所或门诊每月会收到应给的一部分投保金额。然而，有患病风险的人需要自己支付预防干预的费用。私人营养师/膳食师或专业医师、理疗师、运动专家根据健康保险公司提供的指南来提供群体干预项目[6]。如果条件符合（例如，专家的资质、会议的内容和数量、参加次数），生活方式干预的部分花费（多达 150 €/年）将由健康保险公司为参加预防项目的人员承担。部分退款规则并不是专门为糖尿病预防设立的，但是应该也适用。

尽管可以退还部分预防花费，但这一项目还是不够完美，因为它将经济地位低的人排除在了糖尿病预防项目之外。这些人支付不起初始费用，即使后来可以归还。于是这一社会群体，本可以是最能从预防干预项目中受益（因为他们有着较高的肥胖发病率以及经常久坐不动）的人群，实际上私下里很少有机会得到服务。

根据德国医疗卫生保险公司对初级干预参与者发布的有关规定，最适合被训练成预防管理人员的专业人士是营养学家/膳食学家和运动专家。

在大多数国家，医疗卫生服务是公共的，初级医疗卫生服务被归为初级保健范畴。医疗花费由国家赞助的国家医疗卫生服务机构承担。传统上来说，初级预防并不属于初级医疗卫生体系的任务。尽管数百万公民可以从结构化糖尿病初级预防干预措施中受益，但是其缺乏可以用来在全国范围宣传的公共医疗卫生的模范，这种宣传可以使筛选性和预防性的干预成为国家医疗卫生系统的正式组成部分。只要基础预防没有被官方公开宣布是医疗卫生服务的一部分，预防就只能在地方由具有奉献精神的单位和有积极性的人员实施，作为除了每天义务之外的事。在这一环境下，最适合的专业人员就是医疗卫生小组中具有高度积极性的人员，例如膳食学家/营养学家、理疗师、运动专家、护士、健康教练、保健员、心理健康学家。

工作环境在健康促进和疾病预防方面有着强大的潜能。例如芬兰，有着较长的职业健康中心的历史以及可以提供糖尿病预防项目所必需的经验和基础设施。在其他国家的大中型公司里，有为员工设立的医务科和健康中心，这为糖尿病预防干预提供了极好的基础。例如在德国 Ludwigshafen 的 BASF 公司，该公司每年都会有一个专门的健康主题。在 2006 年，主题是 Diabetes and diabetes prevention [7]。小公司通过聘请营养学家、PA 专家、健康教练开展室内培训或者支付课程费开展室外活动的方式来支持员工改变生活方式的意愿。

然而遗憾的是，工作环境是开展健康活动的重要区域这一观念到现在还没被广泛认可[8]。健康促进的作用经常被忽视，特别是在中小型工作场所。导致这种现象的原因有如下几个。一方面，对其发展潜能缺乏认知（例如健康保险公司提供资金和组织支持）。另一方面没有足够的人力可以按照特定的条例来组织预防活动。其他原因就是公司里大多数主管人员（执行董事）发现支持预防活动已没有更多的价值。各个活动资金返还的结果是矛盾的，最终无法盈利，因为附加的利益是无法用现存的计算公式计算出来的——这些都必须加以考虑[9]。

还有一些障碍来自在这一工作环境中员工的看法，他们害怕涉及到个人健康细节时缺乏判断力，此外筛查前驱糖尿病患者时，有高风险的人随后被要求参加室内干预项目，这可能是一种侮辱。

将糖尿病预防项目交由社区，由强大的社区合作完成也是一个方法。国家、地区，以社区为基础的协会、社会、地方行政区都可以成为健康活动的适宜基地。例如在美国，Diabetes Prevention Program（DPP）就成功地转入社区，与 YMCA 成为合伙人[10]。在 DPP-YMCA 合作的背景下，"健康指导师"经过专门的培训将 DPP 改变成适合社区的版本[11]。

对一个培训课程的成功发展来讲，注意当地的政治和组织形式是至关重要的。如果当地并不推崇，那么经过培训的优秀预防管理人员最终就不能为那些有风险的人实施生活方式改变的干预措施，因为政治条件、基础结构和货币政策等方面阻碍了它的实现。

预防管理人员在各自国家的任务是什么？

基于不同的医疗卫生系统、糖尿病预防基础结构实施的等级、医疗健康小组内外支持的合作伙伴人数，PM^{T2DM} 的工作任务不同，从单纯的对有风险的患者进行教育活动到开始生活方式干预程序并将它实施到各自的生活习惯中。

管理部分包括：

•项目组织（包括人数和教学单元周期、教学单元内容、教学材料、时间、地点、同事、花费、报销、评估管理）；

•招募、动员参与者（培训对象，有风险的人）；

•跨组织和组织内的联网。

此外，PM^{T2DM}有责任对有风险的人进行与预防相关的营养、体育活动方面的教育、咨询、培训，推荐一些好的行为改变方法和激励措施。

要意识到 PM 的任务对课程发展是很重要的，因为任务很广泛。预防结构建立得越少，管理任务就会越广泛。

加入 PM 培训的入门资格是什么？

那些想为有患 2 型糖尿病风险者提供并实施生活方式干预项目的人应该有病患教育或健康教育的经验。他们应该有相关干预领域（营养、体育锻炼）的必要知识和技能，在各自的医疗卫生系统中有积极性、有空闲时间。

在这些条件和 PM 的任务中，欧洲预防管理人员培训课程入门资格在 IMAGE 项目中确定如下：

现有人员应该服从各自国家医疗卫生系统的相关规定，他们被认为是最适合接受教育的人。

•实现管理任务（项目组织、招募参与者/有风险的人、联网、同事间合作、评估）；

•教育、劝告、培训他们进行两大生活方式的改变：营养和锻炼。这是基于所推荐的关于行为改变和激励的基础上。

在许多国家预防管理人员将会建立一个糖尿病预防小组，意在对各自预防领域的专业知识进行整合[4]。

所以，对需要培训的专业人员进行严格筛选（可用、最合适的、公认的，在国家系统下受过最好教育的），以选取参加 PM 培训课程的目标人群。

PM 培训应持续多长时间？

受培训者的基本素质越好，培训时间就会越短。如果将 PM 课程提供给高中毕业生，这将需要好几年的时间，因为需要向他们介绍基础预防和干预领域的基本原则 。如果将课程提供给有基本相符素质、有经验的医疗卫生领域专家，PM 培训在几天内就可以完成，因为只需专注于糖尿病预防就可以了。体育锻炼和营养的特殊方面包括相关行为改变方法、评估管理、项目组织等,都需要向他们介绍。如果在预防项目组织、招募有风险的人、网络、评估(管理任务)的整个领域都通过已设立的监督部门承担,后两个领域只需简单覆盖。

将以上所述的界定任务和入门资格作为一个基础,欧洲 IMAGE 工程为 PM 培训提出了一个有八个模块的方案(表 10.1):七个面对面培训的模块(模块 1~6,8)一单元培训一天和一个纵向项目报道(模块 7)。

有人建议,PM 培训课程的时间跨度大约为 6 个月(例,每个培训单元用 3~4 周)。第一次面对面培训之后,2 型糖尿病 PM 培训生应立即开始计划和组织当地的一个预防项目[4]。间隔 4 周后,在下一次培训时,参与者有机会与他们的同事和讲师讨论他们的经验和存在的问题。这种时间安排可以帮助克服当地实施过程的困难(图 10.1)。

当然,当地的环境和条件会影响时间安排。因此,可能有其他的方案,像是将两个模块安排为连续两天甚至是将六个模块放在一个紧张的训练周里。然而,如果整个 PM 培训课程(从第一个到最后一个)的时间跨度太短,就很少或没有时间对不同地区糖尿病预防项目实施过程中的经验进行讨论。不论如何,个体项目报告的演示(模块 8)建议在 PM 培训课程开始 6 个月之后进行,目的是可以评估当地的目标成绩和成就。

培训课程的教育结构是什么?

与 PM 培训课程模块相关的部分是通过课前任务和讲座的方式完成的。此外,讲座可以巩固新获得的知识并使其适用于 PM 每天的活动中。针对模块相关的关键问题进行小组讨论可以帮助实现这一目的。除面对面的模块外,课后任务可以进一步补充培训。

教学结构和培训模块的组成部分:

表 10.1　IMAGE2 型糖尿病 PM 培训课程的结构和核心内容

模块 1	难题,根据和任务
模块 2	糖尿病预防课程组织,招募参与者(有风险的人),网页,评估管理
模块 3 和 5	行为改变和激励
模块 4	在糖尿病预防领域体育锻炼的特殊方面
模块 6	在糖尿病预防领域营养的特殊方面
模块 7	拟定个体纵向项目报告
模块 8	项目报告的演示和讨论

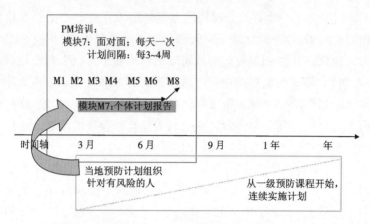

培训预防管理者的课程（PM）

PM培训的时间框架及当地预防管理项目的实施

图 10.1　糖尿病预防者 7 天培训计划时间框架的建议。

1. 模块前任务。
2. 面对面单元：
- 讲座；
- 针对关键问题进行小组讨论。
3. 模块后任务。

在面对面单元,传授事实和知识讲座的时间应被限制以便有时间进行小组活动。在工作组（例如,成对）可要求 PM 培训生们针对学习相关的关键问题进行探讨并向全体组员展示他们的成果。这种关键问题应由模块讲师设计。

第一个 PM 培训模块关键问题的几个实例（问题、证据、任务）：

- 向当地的医疗团队说明研究设计 – 包括芬兰糖尿病预防研究的干预目标；
- 向新闻记者说明芬兰糖尿病预防研究的成果；
- 向患者或有患病风险的人解释糖耐量受损是什么；
- 解释口服葡萄糖耐量试验的特点。

在规定时间之后（如 30 分钟）,工作组成员需要展示他们的成果；某些具体方面可进行可视化处理（如活动挂图、布告板）。如果演讲者注重与目标人群的交流,那他扮演的角色就是恰当的。

要限制工作组展示结果的时间(如 10 分钟),这一点应受到重视并加以控制,以便在培训模块的限制时间内完成。

电子学习课程可以统一到培训理念中么?

电子学习平台对 PM 培训课程的成功实施有帮助和支持作用,和模块前、模块后任务、时间安排、拟定草案、指南、草稿都有联系,并且对演讲者和 2 型糖尿病培训生来说也是个很好的在线交流论坛(详见第 12 章)。

对学习目的、方法、材料的定义

对基础组织方面的描述和定义,如上所述,是教学和训练过程结构发展的一个先决条件,这一过程包括招募合适的培训生并对符合当地情况且受过训练的预防管理人员进行分配。这样一个 PM 培训课程的组织制度需要明白谁会受邀参加课程,他们将在哪里讲授他们新获得的技能(他们要在哪里实施基层预防的想法),他们的基本条件是什么以及他们在实施和执行糖尿病预防干预中的任务将是什么。有了这些方面的知识,以及对社会、政治的赞赏和糖尿病预防程度的现实评价,一个结构化培训方案可以被规划和定义,或者适用于当地需要,如果现有的课程模式(如 IMAGE 课程)可以作为一个基本的版本。

传统上,课程在教学和培训的背景下被定义为:

- 学习目标;
- 教学方法;
- 教学材料。

学习任务定义了在各自培训模块结束时(或期间)目标组在学习过程中应该知道或获得什么;因此学习任务描述了可观测的学生行为或表现;学习任务既不描述教练的培训方法也不描述培训生关注的预期水平或在课堂的行为/服从。

学习任务至少包括三部分:

1.教育主题或教学目标,在这种情况下是 2 型糖尿病 PM。于是,课程学习任务的第一部分就是培训的预防管理经理读到:“在这一培训模块结束时,2 型糖尿病 PM 的培训生应该能……”。

2.教学对象:这是训练过程处理的特定主题或(次)单元(如预防管理人员的任务)。

3. 从行为角度定义培训生应该如何行动 (如描述、解释、估计、区别、指明、分析、介绍) 。

这方面的例子是 : " 在培训模块结束时 , 2 型糖尿病培训生应该能……" 。

- 解释预防管理人员的任务 ;
- 解释在世界和培训生自己国家 2 型糖尿病日益盛行的数据 ;
- 解释预防 2 型糖尿病的干预证据。

学习目标的其他可选内容是对条件的定义 (如特定的环境、先决条件或帮助) , 一个已确定的详细内容或表现标准。

对预防管理人员来说 , 主要的学习目标就是认知领域里知识的获得。Bloom[12,13]发明了一种学习目标水平分类法 , 因为在认知领域 , 能力是从获得知识到批判性思考并做出判断。Bloom 分类法有六个水平 , 从最低水平移动到最高 :

知识→理解→应用→分析→综合→评估

学习目标行动在一定程度上要满足认知学习过程中预期的复杂性。

- 基础知识 : 陈述、列表、记忆 ;
- 理解 : 解释、举例、阐明 ;
- 应用 : 准备、画草图 ;
- 分析 : 比较、区分 ;
- 综合 : 产生、发展、设计 ;
- 评估 : 判断、推荐。

学习任务发展过程中应该考虑到分类水平的差异。

学习任务的另两个领域是 " 精神运动 " (如 , 参加患者教育项目的高血压患者应能正确地监测他们的血压) 和 " 情感的 " (感情和责任 , 如参加患者教育项目的 1 型糖尿病患者应能表达和谈论他们的感情以及对夜间低血糖的担忧) 。

在英语中 , "goal" 和 "objective" 是通用的。在课程环境下 , "learning goal" 是指对培训模块上级的、总体结果的描述 ; "learning objective" 用于描述更具体的下级任务。在其他语言 , goal 与 objective 只有一种术语 , 如在德国是 Ziel。两个词随修饰词的不同语义变得不同 , 如主要的学习任务 major learning objective (= learning goals) 和具体的学习任务 specific learning objective。

构建课程成分的方法是在课程模块的表头部分描述主要的学习任务和在一个表的三列中确定具体的学习任务、相应的教学方法和教学材料。

通常,“具体的学习任务”列在左栏;“教学方法”的描述(中间一栏),“材料/方法”(右边一栏)(图 10.2)。

在“教学方法”一栏,描述了教学规程以及在教学方法单元为达到各自具体的教学任务讲师应采取的行动。这一描述包含了行动(如解释、询问、搜集反响、总结、分配)和需要解释、询问、分配的细节内容。

推荐的教学材料和媒介(如幻灯片、图表、宣传册、工作表),明确地列在右边一栏。这些媒介的扩展版本在 PPT 或 PDF 格式的文件中应当作为一个附录与课程的每一部分相连。

举例,图 10.3 显示的是在 IMAGE 工程下预防管理人员发展的课程中的一页。

学习任务的掌控

掌控学习任务的传统形式是在学习进程结束时进行口头和书面考试。这些都侧重于对培训认知层面的掌控。在当地医疗卫生环境下,围绕一个给定的主要任务来实施糖尿病预防,这一管理内容需要通过个体纵向项目报告来评估(见 IMAGE 中 PM 培训模块 7),该项目可作为培训模块的最后论文。这样一个个体纵向项目报告应能揭示以下各自实施活动,这些活动描述如下:

模块 n: 标题

主要学习任务:
–…
–…
–…

具体的学习任务	教学方法	教学材料
–………………	……………… ……………… ………………	………………
–………………	……………… ……………… …………	………………
… •• •		

图 10.2　建议用示意图来定义作为结构教学核心成分的学习任务、教学方法、教学材料。

具体的学习任务	教学方法	教学材料/媒介
在培训单元结束时，预防管理人员应		
PA 9.1：…规定用不同的方法来评估体育锻炼	**解释**(用图表 PA37 和显示设备)： 评估体育锻炼(水平)的方法： – 自我报告调查问卷(如,国际体育锻炼调查问卷 – IPAQ) – 体育锻炼日记 – 活动监视器(如电子计步器、加速器) – 运动传感器 – 心率监视器	图表 PA37 (评估体育锻炼的方法) 讲义：国际(国内)评估调查问卷 – 例如 IPAQ 或 PA 日记 指示设备：计步器、加速器、心率监测器
PA 9.2：举例说明不同评估体能的方法	**讲座**体能的客观指标,如 **– 体能测试**(评估耐力、力量、灵活性) – 跑步机测试最大心率 – 最大耗氧量(VO_{2Max}),如果有实验室的话	
	解释(图表 PA38) 统一体能测试的建议： a)耐力：6 分钟步行测试(或者 UKK2 km 步行测试) b)力量：仰卧起坐、俯卧撑、立定跳远测试 c)协调性：平衡测试(Flamingo 平衡测试) d)灵活性：坐位体前驱	图表 PA38 (评估体育锻炼的方法)
	解释： 使用有效的测试仪器是必要的,以保证科学的要求和标准。在实践中,它们应该被用作激励的工具(在个人基础上比较课程前后结果) 提示：所有的测试项目都将在接下来的实际学习单元中详细说明	

图 10.3　IMAGE 课程模块 4 预防管理者的一个例子：糖尿病预防领域体育锻炼的具体方面。

- 实施预防计划的步骤；
- 干预组及干预设施；
- 预防计划的方法和内容；
- 人才招募和网络化的概念；
- 评价手段以及收集的初步评估数据，如果有的话。

这种控制手段主要侧重于对学员活动的组织和管理，在实施糖尿病预防的困难阶段可能有用。

每一个负责培训预防管理人员的机构可能会结合多种方法来明确学习过程的控制手段。为了能给预防管理人员建立一个全国公认的证书，必须重视国家的法规和条件。这些认定、证明培训的法规和研究项目会影响考试情况、上课时数和整个学习过程的学分、讲师资格以及学员的入学资格。

PM 培训课程

针对预防管理人员培训的国家组织者将记录 2 型糖尿病预防干预项目(见之前)建立的基本情况和条件，并任命专家在其各自科学预防领域来影响 PM 培训这一国家课程。这样的课程可以单独发展，它是一个极其耗时的过程，或者现有课程可以作为参考和基础。在 IMAGE 项目下，推荐的 PM 培训课程以英语传播[4,5]；国内专家采用了相应资料和文件的英文译本，进行了必要的改编，准备翻译成他们自己国家的语言。

正式的受训认证过程需要被定义并纳入整体概念中，时间结构、培训地点、学员人数、课程进一步组织方面(如费用、服务)都需要被安排。

需要回答的一个重要问题是决策者应以什么身份被邀请参加培训课程，是作为一个普通的参与者、一个客人还是演讲者？其他国家的经验表明，这些人加入到培训项目中会促进培训实施，提高糖尿病预防活动的知名度。

在糖尿病治疗中，对教育项目的广泛赞赏超过了半个世纪，预防管理人员培训资质性和保证性的建立可以在更短时间内大大促进风险人员结构化预防项目的实施。

（杨晓园　译　毋中明　李会敏　李　静　校）

参考文献

1. Joslin EP. The routine treatment of diabetes with insulin. JAMA 1923;80:1581–3.
2. Joslin EP. The Treatment of Diabetes Mellitus, 3rd edn. Philadelphia/New York: Lea & Febiger; 1923: p. 60.
3. Ahmad LA, Crandall JP. Type 2 diabetes prevention: a review. Clin Diabetes 2010;28:53–9.
4. Kronsbein P, Fischer MR, Tolks D, Greaves C, Puhl S, Stych KE, et al.; on behalf of the IMAGE Study Group. IMAGE: Development of a European curriculum for the training of prevention managers. Br J Diabetes Vasc Dis 2011;11:163–7.
5. Kronsbein P, for the IMAGE Study Group. IMAGE project: curriculum for the training of prevention managers – Type 2 diabetes. Br J Diabetes Vasc Dis 2011; 11(Suppl 2).
6. Spitzenverband GKV. Leitfaden Prävention. Handlungsfelder und Kriterien des GKV-Spitzenverbandes zur Umsetzung von §§ 20 und 20a SGB V vom 21. Juni 2000 in der Fassung vom 27. August 2010. 2. korrigierte Fassung vom 10. November 2010. gkv-press.
7. Oberlinner C, Neumann SM, Ott MG, Zober A. Screening for pre-diabetes and diabetes in the workplace. Occup Med (Lond) 2008;58:41–5.
8. World Health Organization (WHO). Occupational health. Workplace health promotion. 2012. Available from: www.who.int/occupational_health/topics/workplace/en/ (accessed 9 March 2013).
9. van Dongen JM, Proper KI, van Wier MF, van der Beek AJ, Bongers PM, van Mechelen W, et al. Systematic review on the financial return of worksite health promotion programmes aimed at improving nutrition and/or increasing physical activity. Obes Rev 2011;12:1031–49.
10. Ackermann RT, Finch EA, Brizendine E, Zhou H, Marrero DG. Translating the diabetes prevention program into the community: The DEPLOY Pilot Study. Am J Prev Med 2008;35:357–63.
11. Finch EA, Kelly MS, Marrero DG, Ackermann RT. Training YMCA wellness instructors to deliver an adapted version of the Diabetes Prevention Program lifestyle intervention. Diabetes Educ 2009;35:224–32.
12. Bloom BS. Taxonomy of educational objectives: the classification of educational goals. Handbook I: Cognitive domain. New York: David McKay Co.; 1969.
13. Anderson LW, Krathwohl DR, editors. Taxonomy of Learning, Teaching, and Assessing: A Revision of Bloom's Taxonomy of Educational Objectives. New York/San Fransisco/Boston: Longman; 2001.

第 11 章
预防 2 型糖尿病：运动的作用

Thomas Yates，*Melanie Davies*，*Kamlesh Khunti*

用进化的角度看待运动和健康

　　运动是指骨骼肌消耗能量产生的肢体活动，可参与人类代谢健康的调节。人类这一表型对运动量的改变高度敏感，特别是那些被认为在正常界限之外的改变，例如，当身体活动仅限于卧床休息时，就会发生严重的代谢功能障碍。因此，与现代生活相关的严重缺乏运动成了现在流行的 2 型糖尿病的驱动因素之一。只有理解了 Dobzhansky 的著名格言"没有进化之光，生物学毫无意义"[1]，才能充分理解其根本原因。

　　从历史观点上说，物种的存活依赖于它们随时间流逝不断适应环境改变的能力。现代人类是从旧石器时代（开始于 260 万年前，结束于 1 万年前）进化来的[2]。据说，由于环境压力和双足步态的出现，新兴人类世系被迫适应日益增长的日常身体活动，这有利于改善耐力和速度[2]。不论进化的根本驱动因素是什么，显而易见的是人类已进化成了具有高度适应性的狩猎者，其主要武器是绝无仅有的耐力，这一点在动物王国里很少见。人的耐力主要体现在持久性狩猎方面，并且认为这已被我们的祖先实践过，且在上个世纪几个仍存在的游牧部落中有所记载[3]。持久狩猎是指一种狩猎策略，需要不懈追踪更快的动物，如羚羊或鹿，一英里接着一英里，几乎不允许动物有机会休息，直到它最终愤怒和疲惫崩溃。除了持久狩猎的高能量消耗或其他方式，还有很多其他的日常基本活动应该也消耗了大量的能量，例如从周围环境搜寻更多的可用食材，携带婴儿（在婴儿两岁之前估计平均每个孩子需要被带着走 1 500 km[2]）以及寻找避难所，略举数例。在代谢方面，高水平体育活动的持续需求偏好那些在这样的环境中有相关优化功能的等位基因[4,5]。

虽然 10 万年前农业的出现对人类社会结构产生了显著影响,并深刻地改变了食物的制作方式,但是高水平的体力活动仍会与大部分人口食物摄入有着千丝万缕的联系[6,7]。直到工业革命出现,我们的生活方式开始渐渐地与进化生理学变得不和谐,这一过程在 20 世纪下半叶发生得尤其迅速。

我们现在生活在一个完全脱离我们进化时的环境中,的确,我们已进入一个所有现代生活需求,如工作、购物、银行、社交和娱乐都可以坐在屏幕前完成的时代。因此,不容置疑,现代社会的特点是人们极度缺乏运动。现代上班族估计只达到了在狩猎生存条件下能量消耗的 1/3,客观评估显示 95% 的人口在工业化社会未能达到最低健康所要求的运动建议[3,8,9]。

打破重体力劳动和食物摄入之间的联系所导致的直接结果是代谢功能紊乱前所未有的流行,其特点是高程度的肥胖和慢性病。缺乏身体活动与超过 20 种疾病和病因有关,目前世界卫生组织估计,它是全球过早死亡的第四大原因,领先于肥胖和饮食因素[10,11]。还有显示表明,低水平的心肺适能是缺乏体育锻炼的客观指标,是领先于肥胖和吸烟导致死亡的主要原因[12]。因此,缺乏身体活动对卫生保健系统和经济生产力产生了惊人的经济负担;例如,缺乏身体活动的直接和间接成本在英国医疗保健支出和经济上,据估计每年超过 80 亿英镑[13]。

运动对预防 2 型糖尿病的作用

现代社会人类身体活动水平降低,但同时 2 型糖尿病发病率却在显著增加;例如,20 世纪下半叶疾病的发病率增加了 6 倍[10]。重要的是现在已经证实,身体活动水平的下降与 2 型糖尿病发病率的增加不仅仅是历史性的巧合,而是直接相关,前者是后者的主要致病因素。事实上,生活方式因素上证据很少,关于运动和 2 型糖尿病预防之间联系的证据需要全光谱证据支持,来推断因果联系,从观察性研究到实验机制研究和随机对照试验。

前瞻性研究一再证明,与当前身体健康所建议的运动水平进行运动相比,那些不活动的人发展成 2 型糖尿病的相对风险会增加 30% ~ 50%[14]。

机制研究已证实多种与运动相关的途径可以提高葡萄糖转运能力[15-17]。例如,急性和长期胰岛素作用和燃料利用的变化是通过线粒体生物合成实现,增加了脂肪酸氧化,增加了关键信号蛋白的表达和转运,这些关键信号蛋白参与葡萄糖吸收途径胰岛素的调节,尤其是 GLUT - 4[15]。有趣的是,肌肉收缩,也称为诱导葡萄糖更新,通过胰岛素独立途径,这可能涉及 AMP 依赖的蛋白激酶的上调[16]。

最后,随机对照试验和荟萃分析表明,运动干预改善了那些存在高风险疾病患者的葡萄糖调节并降低了他们患糖尿病的风险[18,19]。例如,一项针对糖耐量受损人群的运动干预表明,超过 12 个月餐后两小时血糖值降低了 1.3 mmol/L,且在超过一年时间里患 2 型糖尿病的风险减少了 60%[19,20]。这一结果与其他研究一致,荟萃分析结果表明,运动干预导致 2 型糖尿病相对风险下降了 50%,与其他多因素干预同样有效,也促进了健康的饮食和体重的减轻[18]。

运动多少为合适?

一般运动建议成人指定参与每周至少 150 分钟中度到剧烈的运动。这种周目标一直被认为需要每周至少五天、每天不少于 30 分钟,每次至少 10 分钟的运动。然而,最近更新的建议已经开始强调和优先考虑每周(150 分钟),而不是每天(30 分钟),允许每周有更多的灵活性来完成这些建议[21,22],但是每次至少 10 分钟仍然适用。为了计入每周目标,运动至少需要进行中等强度的水平,这通常依据代谢当量(MET)来量化。代谢当量表明运动强度是静息代谢率的多少倍。例如,安静地坐着看电视被赋予的 MET 值为 1,而跑步的 MET 值为 10 或者更高,这取决于速度[23];这可以被概念化为每单位时间内跑步比坐着需要至少 10 倍多的能量。MET 值≥3 被认为是中等强度,≥6 被认为是高强度[23]。表 11.1 列出了常见运动和它们的 MET 值。

除有氧运动外,国家和国际运动建议认为应将有规律的抗阻训练纳入到每周体育锻炼中,并从中认识到代谢的附加价值和优化无脂体重的保健功能[21,22]。这种运动并不一定需要在健身房进行,简单的以家庭为基础的运动,如俯卧撑、仰卧起坐、手持重物深蹲,如罐头食品或盛水容器,都可以达到增加抵抗力的目的。

专门针对预防 2 型糖尿病的建议还没有被正式阐述或指明。然而,这些建议不可能与那些针对广大群众的建议不同,那些针对 2 型糖尿病

表 11.1　常见运动和它们对应的 MET 值

强度水平	运动	MET 值
静坐	斜倚:看书/报纸	1.0
	坐位:安静地看电视	1.0
	坐位:看书/报纸	1.3
	坐位:打电话	1.5
	坐位:吃东西	1.5
	坐位:轻松的办公室工作	1.5
轻度运动	站立:说话、读书等	1.8
	走路:慢走,2 英里/时(1 英里约 1.6 km)	2.0
	做饭	2.0
中等强度	走路:快走,3 英里/时	3.3
运动	走路:抱婴儿进行适中活动或负重 4.5 kg	3.5
	用吸尘器/拖把拖地:持续运动	3.5
	园艺:普通	4.0
	骑车:<10 英里/时	4.0
	高尔夫:普通、走路、参加俱乐部	4.5
	羽毛球	4.5
	快步走:4 英里/时	5.0
	骑车:10~11.9 英里/时	6.0
	游泳:普通	6.0
高等强度	走路:快走,4.5 英里/时	6.3
运动	慢跑	7.0
	骑单车:12~13.9 英里/时	8.0
	跑步:6 英里/时	10.0
	游泳:快速、激烈活动	10.0
	跑步:8 英里/时	13.5

Source: derived from Ainsworth et al[23].

高风险人群的成功糖尿病预防项目和运动干预一直在不断提升水平,但都与每周 150 分钟中度到剧烈运动的建议相一致[24,25]。此外,鉴于葡萄糖调节存在于连续的而不是绝对光谱,可以从对 2 型糖尿病患者的建议中得出推论。例如,美国糖尿病协会建议 2 型糖尿病患者应进行至少中等强度的有氧运动,每次至少 10 分钟,每周至少 3 天(在两次之间间隔不超过 2 天),累积每周至少 150 分钟[26]。此外。在血糖控制方面已经发现那些相对较差的血糖控制,不论是血糖调节受损还是 2 型糖尿病,都可以通过运动干预获得最大受益,同时也证明那些血糖控制较差的人群最好进行运动干预[27,28]。

还应当强调的是,每周运动 150 分钟的目标是实现健康益处所需要的最低水平。然而,国家和国际建议明确表明,更大量的运动将会获得更多的益处[21,22]。这可以通过增加活动强度级别或通过增加中等强度运动所花费的时间,或两者兼而有之来完成。运动对健康的益处也很有可能与 2 型糖尿病的预防相关,流行病学证据一直表明,运动量与 2 型糖尿病风险之间存在剂量 – 反应关系[14]。最近一项关于 2 型糖尿病患者运动干预的荟萃分析表明,增加运动频率和总的持续时间更有助于改善血糖,那些每周运动超过 150 分钟的人会获得更大的益处[27]。

总之,通过糖调节受损或者通过已存在的危险因素识别出的糖尿病高危人群,应实现每周至少 150 分钟中度到剧烈强度的运动,高于这一最低目标的,水平越高获得收益也将越大。

运动和体重

广大公众和职业卫生从业者认为,运动是能量支出的一个关键决定因素,运动和体重下降始终紧密相关。因此,针对运动行为改变的干预常常根据他们在减重时的成功或失败来判定。这在与肥胖密切相关的 2 型糖尿病患者身上尤其如此。

然而,将运动干预的有效性与体重减轻相关联是一种误导,而且很有可能达不到预期目的。许多独立于肥胖的机制表明[15,16],运动的增加在体重不下降的情况下也可以促进代谢,改善血糖控制[17]。例如,在超重和肥胖的 2 型糖尿病高危人群中的干预研究表明,经过运动干预血糖调节得到了显著改善,尽管体重和腰围没有明显改善[19,20]。同样,印度糖尿病干预计划报告进行运动干预后,患 2 型糖尿病的风险显著降低,这主要是促进运动,尽管参与者体重没有改变[29]。这一发现与芬兰糖尿病预防研究的数据是一致的,据报道,那些每周步行 150 分钟的人与那些每周步行不到一小时的人相比,在改善肥胖和膳食摄入后,患病风险下降了一半多[30]。荟萃分析也表明,体重的下降并不能解释所观察到的那些 2 型糖尿病患者进行运动干预后血糖控制的改善[27,31]。

增加锻炼能够改变身体脂肪的分布,并且不影响整个身体的重量。例如,运动训练可以减少内脏和肝脏脂肪组织而不影响整体的重量[32]。无论全身脂肪如何,高水平的内脏、肝脏脂肪组织对代谢调节有着极其有害的影响。因此,开始增加运动后,个人可以积极改变自己的脂肪分布和代谢,但是体重的改变却无法察觉到。典型的是相扑运动员,他们通过训练,有着正常水平的内脏脂肪和健康的新陈代谢,尽管身体总体脂肪水平很高;但只有在他们退休和停止训练后才显现出不良表现[33]。

最重要的是,当考虑这些因素之间的相互作用时,众所周知,通过与健康最低建议相一致水平的身体活动不可能产生有意义的减肥。最近运动的推荐意见是每天约 60 分钟的中等强度运动是开始和维持体重下降所必需的[21,22]。这有着重要意义,因为这就意味着那些试图通过运动行为改变作为减肥方法的人会因为他们没有达到最终期望而变得消极,恢复到久坐不动的生活方式,尽管可以获得其他更多的临床相关的,健康的益处,如改善葡萄糖调节。

因此很明显,加强运动可以显著促进健康代谢,即使没有减肥的作用;在卫生保健专业人士和公众中,为了让运动发挥其潜力,用减肥来判断运动行为改变的历史性成见需要受到挑战。这个消息将引起社会各界的共鸣,他们尝试过无数次减肥失败后,将重点从体型转移到为了自身积极改善生活方式,这种改变经常充满热情和安慰。

运动在糖尿病预防中的促进作用:什么在起作用

运动是一个复杂的行为,是由个体到社会许多不同的多层次因素所决定的。在现代工业化环境中,大多数这些因素对健康层面的运动水平产生消极影响。因此,第一任务就是认识到改变运动水平可能需要参与者花费大量的精力,需要有代表卫生保健专业人士的严格循证医学框架,仅提供简短的建议并告知他们应该更积极,这和许多卫生保健咨询一样都是无效的。与其他生活方式一样,在高危人群中的运动促进需要坚定的激励性和意志性元素。

激励因素包括增加关于糖尿病及其风险的知识和如何通过运动缓解疾病,行为改变的自我效能,讨论潜在的障碍及如何克服[34]。一般来说,激励因素可以被认为是那些增加个人意图改变的行为。意志元素被用来将意志转换成行动,包括自我调整策略,如设置个性化目标,制订行动计划,安排详细地点、时间和计划中的活动将如何发生,以及自我监控的表现[34-36]。促进行为改变的传统框架和理论,如计划行为理论通常未充分利用这些意志方面,因此取得的效果有限[37,38]。运动尤其如此,考虑到问题的复杂性,为自我调节建立成功的策略是必需的。这一概念可以通过计步器的使用得以有效地说明和探索。

计步器

步行是普通人群和 2 型糖尿病高危人群都可以在自由环境中进行的运动,现在被普遍公认为是运动中的优先选择,因此可能成为糖尿病预防措施的焦点[39]。计步器是在推广步行运动中形成的强大自我监管工具,它们可以提高目前活动水平的认知,为佩戴者提供客观反馈,并且使目标设定变得简单明了。基于计步器使用的干预措施已被证明在促进多个人群增加运动方面非常成功[40]。然而,为了使每天的目标有效、现实和个体化,需要考虑个体当前的运动水平;目标过大就会让人变得消极,导致失败。这与那些有慢性病高风险的人尤其相关,与一般人相比,他们可能会从一个较低的基数开始;事实上,每天普遍提升 10 000 步的目标很有可能代表大部分人通常运动水平的三倍。

首先,应该帮助久坐不动的人确定他们的基线运动量,然后力争每天活动量增加 2 000 步,以有目的的方式进行(例如,中等强度)。增加这个级代表着每天增加 20 分钟步行运动,因此大致相当于当前推荐的每周 150 分钟中等强度运动[41]。这一长远目标应被分为几个近期目标,如每周增加 500 步。这种方法在促进长期运动增加和改善那些 2 型糖尿病高危人群的葡萄糖调节方面被证明是非常成功的[19,20]。

表 11.2 对步行运动的分类进行了总结,还合并计步器提出要有助于公共卫生积极性和干预措施。这里首先应帮助个人提升到一个高的运动类别。

综上所述,结合有效的自我监督策略,如计步器的使用,是最为重要的促成因素,不应该被激励因素所掩盖。

运动和风险监测

虽然缺乏运动被认为是预防 2 型糖尿病最重要的可改变危险因素之一,但在鉴别纳入危险评分或为其他危险分层方法排名中,它的作用是有限的,这有几个重要的原因。首先,缺乏锻炼是一个近乎普遍的情况。统计显示,发达国家和发展中国家 50% ~ 80% 的人口没有达到最低健康建议的运动水平[42-44];当客观衡量运动水平时,这一数值上升到 95%[8,9]。第二,依靠个人自我报告运动水平是十分不准确和不可靠的。例如一个常用的、国际验证的运动自我测量报告与客观测量水平相比至少有 10%

表 11.2 基于每天步数的运动分类

分类	每天步数
久坐	<5 000
低:标准每天运动,排除意志运动	5 000～7 499
中:大约等于每天 30 分钟中等强度运动	7 500～9 999
高:大约等于每天 45 分钟中等强度运动	10 000～12 499
极高:大约超过每天 45 分钟中等强度运动	>12 500

Source: adapted from Tudor-Locke and Bassett[41].

的差异[45];而估计肥胖的简单措施,如体重指数(BMI)在人口水平上相对准确,因此提供了一个强大的糖尿病风险鉴别器。

由于这些原因,常用的关于不运动的定义和衡量方法不能对糖尿病风险分层提供一个明确的机制,因此不能加入到糖尿病风险预测能力评分中。

然而,尽管运动评估在糖尿病风险分类上的学术重要性有限,但它仍然是重要的,通常其是帮助个人自我评估糖尿病风险水平的工具。这是因为大多数因素,除了脂肪测量,都是通过生活方式改变所不可改变的,如年龄、糖尿病家族史、性别和药物使用情况,它们大大促进了糖尿病风险评分[46]。因此,对糖尿病风险进行自我评估,个体将来的糖尿病风险能被生活方式的改变而改变,这一点并不明显。此外,即使有个体被认为是 2 型糖尿病的高危人群,并被激励改变自己的生活方式,但事实上,这种变化并不反映评估风险的降低,还有可能使人变得消极,适得其反。由于这些原因,其中最常用的 FINDRISC,广泛验证的自我评估糖尿病风险评分中,包括糖尿病风险中运动的量化[46]。

生活中的运动

尽管慢性病曾被认为只影响老年人,但现在发现,有害生活方式的总体增加,包括低水平的运动,其已在过去的几十年里反映在年轻人群中,一些慢性病已经发生了明显的人口层面的转移。2 型糖尿病是这一现象的最典型例子:其在年轻人和儿童(<40 岁)的发病率近几十年增加了 10 倍,戏剧性地影响了这一部分人口的心血管疾病发病率和死亡率[47]。在儿童和青少年中,与成人相同,有充分的证据证明运动水平与代谢健康呈强烈的负相关[48-50],表明缺乏运动是导致疾病在这一人群发生不断变化

的核心驱动要素。因此重要的是,运动水平需要不断被提升并持续在整个生命历程中。青春期运动水平尤为重要,因为它们决定了一生心肺适能的峰值水平和骨骼肌力量的实现[51]。临床结果显示,随着更高峰值和更高绝对值的出现,身体虚弱发作得以推迟,发病风险和早死亡率得以下降[51-53]。运动和不运动的人寿命差异是如此之大,那些在一生中积极运动的人在 75 岁时与肥胖、不活动的人相比,可能有较高的心肺适能[54]。然而,应当强调的是,不活动的历史后果可以在整个生命的任何一点通过增加运动得到一定程度的改善[51]。然而,除非有效地针对目标,年轻一代中的不活动水平在不断增加,蓄积了一股代谢紊乱、疾病的巨大浪潮,低生产力在以后几年里将显著影响未来几代人的经济潜力,伴随而来的是医疗负担的大大增加。

久坐行为：不只是缺乏运动

在过去十年里,人们越来越多地关注于久坐对代谢健康的影响,独立于其他因素包括中度到剧烈运动。事实上,久坐行为现在被普遍认为是代谢健康的一个独立决定因素和独立影响模式[55-57]。久坐行为被广泛定义为代谢当量为 1.5 或更小(MET)的任务(表 11.1)[58]。然而,这种技术可以在操作上定义为坐而非运动型活动。当坐或者躺着时,身体的大部分肌群都处于放松状态;相反站着时,即使相对静止,身体的肌肉很大一部分也处于紧张状态,能量消耗通常在久坐临界值 1.5 MET 值以上。根据这一操作定义,任何站立活动可被认为非久坐。在此背景下,久坐行为比不活动定义了一种不同的行为环境;后者通常被概念化为没有达到健康运动指南的标准或不从事任何中度或剧烈水平的运动。因此,从严格意义上讲不活动,也可以从事一些非坐的运动,如从事低强度的步行运动。这种区别似乎很微妙,但有可能在未来彻底改变糖尿病预防计划的内容。

现在越来越多的流行病学和实验证据表明,花在久坐相关行为的时间和全天打破久坐行为的次数与胰岛素抵抗风险和 2 型糖尿病的独立因素相关联[59-61];久坐的总时间越长,风险越高;反之打破久坐行为次数越多,如从坐转变为站立,风险越低。重要的是,新的观察研究还表明,将推荐运动量纳入到久坐行为生活中并不能完全改善与久坐有关行为相关的高风险[62,63]。这些观察与动物模型一致,证明了脂蛋白脂肪酶的独特机制,它在增加久坐行为上比在增加运动上大了一个数量级[55]。这些发现表明,一整天坐着所用的时间将是 2 型糖尿病,这一现代流行病的一个与生活有关的独立关键驱动因素,不论进行的中等到剧烈运动强度的运动量为多少,相反,如果预防干预计划不将这些考虑在内,可能无法最大限度地发挥其潜在成效。例如,可以鼓励个人在日常与休闲和工作相关的活动中站着来取代他们坐着的时间比例。简单的策略可能包含提倡在看电视的广告时间时站立,在利用计算机工作时营造和利用站立的氛围,召开会议时站立[57]。然而,尽管迄今为止流行病学证据基础强大到足以使干涉主义和决策者关注,目前仍缺乏人类介入水平的证据来否定得出明确建议或结论的能力。因此重要的是,计划减少久坐时间时不要把注意力从那些旨在促进中度到剧烈强度运动中转移,而是协同合作。

小结

本章给出证据证明,生活方式驱动 2 型糖尿病这一流行病,并在全球各个角落得以见证,低水平运动即使不是最重要的也是造成 2 型糖尿病的重要因素之一。我们进化到一个独特的适于耐受的生理状态,并通过高水平运动有关的能量支出达到最佳代谢水平。显然,在多重现代障碍和诱惑下,这种传统已留下了代谢障碍的痕迹来唤醒个人和社会。相反,从确定因果关系方向的所有层面有明确和一致的证据表明,增加运动可以显著降低胰岛素抵抗和 2 型糖尿病的风险。因此,加强运动应该是任何糖尿病预防举措的主要焦点之一。同样重要的是,促进运动的努力不应再由医护人员或者患者通过对体重或常用的肥胖指数,如 BMI 来评价,而是通过一个更全面的健康和幸福的定义。总之,运动,超过其他任何一种生活方式,如果我们要在和 2 型糖尿病的战斗中领先一步,就需要高度重视。

(杨　珺　译　毋中明　唐玉琴　岳晔南　校)

参考文献

1. Dobzhansky T. Nothing in biology makes sense except in the light of evolution. Am Biol Teacher 1973;35:125–9.
2. Cordain L, Gotshall RW, Eaton SB, Eaton SB 3rd. Physical activity, energy expenditure and fitness: an evolutionary perspective. Int J Sports Med 1998;19:328–35.

3. Liebenberg L. Persistence hunting by modern hunter-gatherers. Curr Anthropol 2006;47:1017–25.

4. Chakravarthy M, Booth F. Eating, exercise, and "thrifty" genotypes: connecting the dots toward an evolutionary understanding of modern chronic diseases. J Appl Phsiol 2004;96:3–10.

5. Booth F, Chakravarthy M, Spangenburg E. Exercise and gene expression: physiological regulation of the human genome through physical activity. J Physiol 2002;543: 399–411.

6. Egger GJ, Vogels N, Westerterp KR. Estimating historical changes in physical activity levels. Med J Aust 2001;175:635–6.

7. James WP. A public health approach to the problem of obesity. Int J Obes Relat Metab Disord 1995;19(Suppl 3):S37–45.

8. NHS Information Centre. Health survey for England, 2008: physical activity and fitness. 2009. Available from: www.ic.nhs.uk/statistics-and-data-collections/health-and-lifestyles-related-surveys/health-survey-for-england/health-survey-for-england–2008-physical-activity-and-fitness (accessed 6 March 2013).

9. Troiano RP, Berrigan D, Dodd KW, Mâsse LC, Tilert T, McDowell M. Physical activity in the United States measured by accelerometer. Med Sci Sports Exerc 2008;40:181–8.

10. Booth FW, Gordon SE, Carlson CJ, Hamilton MT. Waging war on modern chronic diseases: primary prevention through exercise biology. J Appl Phsiol 2000;88: 774–87.

11. World Health Organization: Global Health Risks: Mortality and Burden of Disease Attributable to Selected Major Risk Factors. Geneva, Switzerland: World Health Organization, 2009.

12. Blair SN. Physical inactivity: the biggest public health problem of the 21st century. Br J Sports Med 2009;43:1–2.

13. Department of Health. At least five a week: evidence on the impact of physical activity and its relationship to health. 2004; Available at: http://www.dh.gov.uk/en/Publicationsandstatistics/Publications/PublicationsPolicyAndGuidance/DH_4080994 (accessed 6 March 2013).

14. Bassuk SS, Manson JE: Epidemiological evidence for the role of physical activity in reducing risk of type 2 diabetes and cardiovascular disease. J Appl Physiol 2005;99: 1193–204.

15. Hawley JA. Exercise as a therapeutic intervention for the prevention and treatment of insulin resistance. Diabetes Metab Res Rev 2004;20:383–93.

16. Hawley JA, Lessard SJ. Exercise training-induced improvements in insulin action. Acta Physiol 2008;192:127–35.

17. Telford RD. Low physical activity and obesity: causes of chronic disease or simply predictors? Med Sci Sports Exerc 2007;39:1233–40.

18. Gillies, CL, Abrams KR, Lambert PC, Cooper NJ, Sutton AJ, Hsu RT, et al. Pharmacological and lifestyle interventions to prevent or delay type 2 diabetes in people with impaired glucose tolerance: systematic review and meta-analysis. BMJ 2007;334:299–308.

19. Yates T, Davies M, Gorely T, Bull F, Khunti K. Effectiveness of a pragmatic education programme aimed at promoting walking activity in individuals with impaired glucose tolerance: a randomized controlled trial. Diabetes Care 2009;32:1404–10.

20. Yates T, Daves M, Sehmi S, Gorely T, Khunti K. The Prediabetes Risk Education and

Physical Activity Recommendation and Encouragement (PREPARE) programme study: are improvements in glucose regulation sustained at two years? Diabet Med 2011;10:1268–71.

21. World Health Organization. Global Recommendations on Physical Activity for Health. Geneva, World Health Organization, 2010.

22. Department of Health. Start active, stay active: a report on physical activity from the four home countries' Chief Medical Officers, 2011. Available at http://www. dh.gov.uk/en/Publicationsandstatistics/Publications/PublicationsPolicyAnd Guidance/DH_128209 (accessed 6 March 2013).

23. Ainsworth B, Haskell W, Whitt M, Irwin ML, Swartz AM, Strath SJ, et al. Compendium of Physical Activities: an update of activity codes and MET intensities. Med Sci Sports Exerc 2000;32:S498–516.

24. Tuomilehto J, Lindström J, Eriksson JG, Valle TT, Hämäläinen H, Ilanne-Parikka P, et al. Prevention of type 2 diabetes mellitus by changes in lifestyle among subjects with impaired glucose tolerance. N Engl J Med 2001;344:1343–50.

25. Knowler WC, Barrett-Connor E, Fowler SE, Hamman RF, Lachin JM, Walker EA, et al. Reduction in the incidence of type 2 diabetes with lifestyle intervention or metformin. N Engl J Med 2002;346:393–403.

26. Colberg SR, Sigal RJ, Fernhall B, Regensteiner JG, Blissmer BJ, Rubin RR, et al. American College of Sports Medicine, American Diabetes Association (2010). Exercise and type 2 diabetes: the American College of Sports Medicine and the American Diabetes Association: joint position statement. Diabetes Care 33(12):e147–67.

27. Umpierre D, Ribeiro PA, Kramer CK, Leitão CB, Zucatti AT, Azevedo MJ, et al. Physical activity advice only or structured exercise training and association with HbA1c levels in type 2 diabetes. JAMA 2011;305:1790–9.

28. Jenkins N, Hagberg J. Aerobic training effects on glucose tolerance in prediabetic and normoglycemic humans. Med Sci Sports Exerc 2011;43:2231–40.

29. Ramachandran A, Snehalatha C, Mary S, Mukesh B, Bhaskar AD, Vijay V; Indian Diabetes Prevention Programme (IDPP). The Indian Diabetes Prevention Programme shows that lifestyle modification and metformin prevent type 2 diabetes in Asian Indian subjects with impaired glucose tolerance (IDPP-1). Diabetologia 2006;49: 289–97.

30. Laaksonen DE, Lindström J, Lakka TA, Eriksson JG, Niskanen L, Wikström K, et al. Physical activity in the prevention of type 2 diabetes: the Finnish diabetes prevention study. Diabetes 2005;54:158–65.

31. Boulé NG, Haddad E, Kenny GP, Wells GA, Sigal RJ. Effects of exercise on glycemic control and body mass in type 2 diabetes mellitus: a meta-analysis of controlled clinical trials. JAMA 2001;286:1218–27.

32. Johnson N, Sachinwalla T, Walton D, Smith K, Armstrong A, Thompson MW, et al. Aerobic exercise training reduces hepatic and visceral lipids in obese individuals without weight loss. Hepatology 2009;50:1105–12.

33. Karelis A, St-Pierre D, Conus F, Rabasa-Lhoret R, Poehlman ET. Metabolic and body composition factors in subgroups of obesity: what we know. J Clin Endocrinol Metab 2004;89:2569–75.

34. Bandura A. Social Foundations of Thought and Action: A Social Cognitive Theory. Englewood Cliffs, NJ: Prentice-Hall; 1986.

35. Sniehotta FF, Scholz U, Schwarzer R. Bridging the intention–behaviour gap: plan-

ning, self-efficacy, and action control in the adoption and maintenance of physical exercise. Psychol Health 2005;20:143–60.

36. Gollwitzer PM. Implementation intentions: strong effects of simple plans: how can good intentions become effective behavior change strategies? Am Psychologist 1999;54:493–503.

37. Johnston DW, Johnston M, Pollard B, Kinmonth AL, Mant D. Motivation is not enough: prediction of risk behavior following diagnosis of coronary heart disease from the theory of planned behavior. Health Psychol 2004;23:533–8.

38. Brug J, Oenema A, Ferreira I. Theory, evidence and intervention mapping to improve behavior nutrition and physical activity interventions. Int J Behav Nutr Phys Act 2005;2:2.

39. Yates T, Davies M, Gorely T, Bull F, Khunti K. Rationale, design and baseline data from the PREPARE (Pre-diabetes Risk Education and Physical Activity Recommendation and Encouragement) programme study: a randomized controlled trial. Patient Educ Couns 2008;73:264–71.

40. Bravata DM, Smith-Spangler C, Sundaram V, Gienger AL, Lin N, Lewis R, et al. Using pedometers to increase physical activity and improve health: a systematic review. JAMA 2007;298:2296–304.

41. Tudor-Locke C, Bassett DR Jr. How many steps/day are enough? Preliminary pedometer indices for public health. Sports Med 2004;34:1–8.

42. Sisson SB, Katzmarzyk PT. International prevalence of physical activity in youth and adults. Obes Rev 2008;9:606–14.

43. Carlson SA, Fulton JE, Schoenborn CA, Loustalot F. Physical activity trend and prevalence estimates based on the 2008 Physical Activity Guidelines for Americans, National Health Interview Survey 1998–2008. Am J Prev Med 2010;39:305–13.

44. NHS Information Centre. Health survey for England, 2008: physical activity and fitness. 2009. Available from: www.ic.nhs.uk/statistics-and-data-collections/health-and-lifestyles-related-surveys/health-survey-for-england/health-survey-for-england–2008-physical-activity-and-fitness (avvessed 6 March 2013).

45. Craig CL, Marshall AL, Sjöström M, Bauman AE, Booth ML, Ainsworth BE, et al. International physical activity questionnaire: 12-country reliability and validity. Med Sci Sports Exerc 2003;35:1381–95.

46. Lindström J, Tuomilehto J. The diabetes risk score: a practical tool to predict type 2 diabetes risk. Diabetes Care 2003;26:725–31.

47. Wilmot EG, Davies MJ, Yates T, Benhalima K, Lawrence IG, Khunti K. Type 2 diabetes in younger adults: the emerging UK epidemic. Postgrad Med J 2010;86:711–8.

48. Owen CG, Nightingale CM, Rudnicka AR, Sattar N, Cook DG, Ekelund U, et al. Physical activity, obesity and cardiometabolic risk factors in 9- to 10-year-old UK children of white European, South Asian and black African-Caribbean origin: the Child Heart And health Study in England (CHASE). Diabetologia 2010;53:1620–30.

49. Metcalf B, Voss L, Hosking J, Jeffery AN, Wilkin TJ. Physical activity at the government recommended level and obesity-related health outcomes: a longitudinal study (Early Bird 37). Arch Dis Child 2008;93:772–7.

50. Janssen I, LeBlanc AG. Systematic review of the health benefits of physical activity and fitness in school-aged children and youth. Int J Behav Nutr Phys Act 2010;7:40.

51. Booth F, Laye M, Roberts M. Lifetime sedentary living accelerates some aspects of

secondary aging. J Appl Physiol 2011;111:1497–504.

52. Kokkinos P, Myers J. Exercise and physical activity: clinical outcomes and applications. Circulation 2010;122:1637–48.

53. Kodama S, Saito K, Tanaka S, Maki M, Yachi Y, Asumi M, et al. Cardiorespiratory fitness as a quantitative predictor of all-cause mortality and cardiovascular events in healthy men and women: a meta-analysis. JAMA 2009;301:2024–35.

54. Heath GW, Hagberg JM, Ehsani AA, Holloszy JO. A physiological comparison of young and older endurance athletes. J Appl Physiol 1981;51:634–40.

55. Hamilton MT, Hamilton DG, Zderic TW. Role of low energy expenditure and sitting in obesity, metabolic syndrome, type 2 diabetes, and cardiovascular disease. Diabetes 2007;56:2655–67.

56. Katzmarzyk PT. Physical activity, sedentary behavior, and health: paradigm paralysis or paradigm shift? Diabetes 2010;59:2717–25.

57. Yates T, Wilmot E, Khunti K, Biddle S, Gorely T, Davies M. Stand up for your health: is it time to rethink the physical activity paradigm? Diabetes Res Clin Pract 2011;93:292–4.

58. Pate RR, O'Neill JR, Lobelo F. The evolving definition of "sedentary". Exerc Sport Sci Rev 2008;36:173–8.

59. Wilmot E, Edwardson CL, Davies MJ, Gorely T, Gray L, Khunti K, et al. Sitting time in adults and the association with diabetes, cardiovascular disease and death: systematic review and meta-analysis. Diabetologia 2012;55:2895–2905.

60. Dunstan DW, Kingwell BA, Larsen R, et al. Breaking up prolonged sitting reduces postprandial glucose and insulin responses. Diabetes Care 2012;35:976–983.

61. Healy GN, Dunstan DW, Salmon J, Cerin E, Shaw JE, Zimmet PZ, et al. Breaks in sedentary time: beneficial associations with metabolic risk. Diabetes Care 2008;31:661–6.

62. Healy, GN, Dunstan DW, Salmon J, Shaw JE, Zimmet PZ, Owen N. Television time and continuous metabolic risk in physically active adults. Med Sci Sports Exerc 2008;40:639–45.

63. Sugiyama T, Healy GN, Dunstan DW, Salmon J, Owen N. Joint associations of multiple leisure-time sedentary behaviours and physical activity with obesity in Australian adults. Int J Behav Nutr Phys Act 2008;1:5:35.

第12章
综述:新媒介在培训糖尿病预防教育人员方面的潜力

Daniel Tolks, *Martin R. Fischer*

引言

数字技术在几乎每个私人和公共领域的成功突破,使得学习和教学的改变成为必要。根据全球互联网使用情况[1],2011年,全球有32.7%的人可以使用互联网,比2000年有528.1%的增长。北美显示出最高使用率,为78.6%;非洲使用率最低,为13.5%。将近61%的欧洲人口使用互联网,从2001年到2011年,增长率为376%。德国是欧洲互联网使用率最高的国家,有6 500万人。

根据van Dyk[2],新媒体有三个特点:媒体是综合的、相互作用的数字代码的使用。新媒体包括因特网、网站、计算机多媒体、电子游戏、CD-ROM和DVD。新媒体不包括电视节目、故事片、杂志、书或者纸质出版物,除非它们转换成数字形式或者它们之间有交互元素,例如有评论功能的电子书。

在教育领域,新媒体还未完全融合,在PubMed和谷歌学术上进行搜索,使用搜索术语"糖尿病预防""电子学习""新媒体""混合学习""Web2.0""协助工具"和"社交网络",最终结果是只有一篇文章描述泰国的糖尿病专家进行的健康教育计划[3]。

虽然加大了研究力度,但新技术的发展和改变非常快以致于相比可解决的,新出现的问题更多[4,5]。此外,大部分有关电子学习的炒作有所减少。关于新媒体在教育方面的机会的很多期望目前还没有得到满足[6-8]。在初期要求关闭传统大学和学校的愿望再也听不到了。Gartner的炒作周期表明这是新兴技术的常见过程。

然而,工作和家庭、正式和非正式学习、教师和学习者、教育和娱乐媒体、内容和学习管理系统和 Web2.0 之间的界限是模糊的。2012 年的《地平线报告》[5]认为，人们希望能够不论何时何地只要他们想他们就能工作、学习、研究。

现在的在线技术可使学习者投入于合作方式中，创造学习型社区，引进复杂概念，促进电子学习活动，包括学习者有目的的讨论，并提供学习者在线交互课堂，这是对传统培训环境的一种实用和有效的替代[9]。网络教育允许学习者在他们方便的时间和地点进行学习，促进那些可能在其他教育形式上很难实施的教学方法的实行，并有可能调整指令来满足个体化需求。互联网学习已经成为一种日益流行的医学教育方式[10]。

然而，全社会学习软件的想法，尤其是在真正的教育背景中还没有得到广泛开发，因为很少有创造者和早期使用者通过社交媒体技术提高现有的课程设计和学习行为。通常情况下，教育工作者在新媒体教育方面缺乏专业知识和先进经验，因此，为他们提供新媒体培训的教育机会是必要的。这主要是通过学习和同伴学习提供，但正规教育也有重要作用[11-13]。

电子学习和糖尿病预防领域新媒体的使用可以用来告知、教育，甚至可以用来促进一般人群的目标行为改变或用于协助培训健康促进者，如医务人员。Oomen-Early 和 Burke 描述了该领域所面临的挑战："在如今这个技术驱动的社会，对健康教育者的培训要求教师采用新的教学策略，这可以激励和吸引 Web2.0 一代"[14]。

在糖尿病治疗领域内有各种各样的关于使用电子学习方法和新媒体的活动，主要是为了培训患者[15,16]。这些方法包括基于网页信息的电子学习平台，创新项目如 Serious Games。

理论概念和电子学习方法

将理论概念和学习方法严格分离是不可能的，因为许多概念是相互融合的。

电子学习

根据 Hodson 等人[17]，电子学习要结合以计算机为基础的学习、互动技术和基于计算机的远程学习。电子学习活动使用在线技术，如聊天室、论坛、电子邮件或在线课程以促进电子学习者参与与课程相关的练习并实现电子学习目的。单纯的电子学习方法已经越来越多地被其他理论方法取代。该术语仍然是在教育中使用新技术的全面描述。在卫生教育领域,由于广泛传播的目标群体和持续的访问要求,单纯的电子学习方法大多数被用于继续教育。在线学习的一个例子是 ENeA 计划[18]。

混合学习

混合学习这一术语描述了混合学习的概念。混合学习结合了面对面阶段和电子学习阶段,综合两者的优势,打造获取知识的最佳学习环境[8]。固有的混合学习是教学模块基本原理的新设计,从讲座形式转换到以学生为中心的教学,增加各种形式的互动并纳入评估[19]。混合学习方法是目前广泛使用的学习概念。例如,有电子学习入门 IMAGE 计划或 ICON 学习平台[20,21]。

基于计算机的学习

基于计算机的学习(Computer-based learning CBL)是指将计算机的使用作为教学环境的重要成分。虽然这可以指在教室里使用计算机,但这一术语更广泛地是指将计算机应用于教学目的。该定义通常指由 CD-ROM 实现的多媒体学习软件。计算机取代了教学的理论成分:传授知识、提出规定和评估练习[22]。

网络学习

网络学习这一术语强调这样一个事实,即用户并不一定要用计算机来实现电子学习服务。学习发生在网络,不依赖这一技术访问网络。视频或掌上游戏机可以用来访问网络。网络学习这一术语往往比 CBL 更常用。

在线案例学习

一个案例描述了一个"实际情况,通常涉及决定、挑战、机遇、问题或在一个团队里个人(人们)面临的问题"[22]。大多数作者将案例学习(case-based learning CBL)描述为积极地对包含多领域相关问题的情况进行自我探究[23]。在线案例学习以多元化的方式和环境为学生提供了一个可以与案例互动的环境。此外,多媒体的教学方式可以帮助学生对案例有关的概念和原则有一个更全面的理解[24]。

移动学习

移动学习使用手机、智能手机、便携式媒体播放器和其他便携设备进行。根据 Pewinternet. org[25] 显示,2011 年 5 月,美国 2/5(42%)的手机用户拥有智能手机。因为 83% 的美国人拥有手机,这意味着有 1/3 的美国成年人(35%)是智能手机用户。2011 年,《地平线报告》指出,移动设备上网明年将超过计算机。这一点是由移动设备上网数不断增长,网页内容不断灵活多样,网络连通性持续综合发展实现的。手机能够访问信息、社交网络,是学习工具[26]。移动学习最大的优势是可以在任何时间、任何地点学习。移动设备几项技术的集合,比如注释工具、应用创新和社交网络工具,以及教育方式的潜能,已经被高等教育机构的数百个项目所证实[26]。

数字化游戏学习和严肃游戏

关于数字化游戏学习或严肃游戏的概念有许多讨论,Sawyer 和 Smith[27] 提供了以下定义:"任何电脑游戏的主要任务不是娱乐,所有的娱乐游戏可以重新应用到除娱乐以外的一个不同任务。"

近 8% 的严肃游戏已经开发为与健康有关的主题。根据文献综述[28],参加严肃游戏的 25 人中有 24 人在知识的增加、态度、行为和其他与健康有关的改变上展现了广泛的理想结果。这些游戏可以促进协作、问题的解决和程序化思维[5]。

已经有一个早期方法用严肃游戏治疗糖尿病患儿。这一游戏 Packy and Marlon 由 Click Health 研发。研究表明,这一游戏产生了较高的自我效能,对糖尿病患者的自我管理等各方面产生了积极影响,增加了患者与父母进行有关糖尿病的交流,改善了他们的日常糖尿病自我管理行为,并减少了 77% 的与糖尿病有关的紧急情况[29]。根据 2012 年的《地平线报告》[5],数字化游戏学习是未来教育领域最重要的技术之一。

Web2.0 和社交软件

术语 Web2.0 和社交软件包含各种不同的含义,包括更加重视用户生成内容,数据、内容共享和协作努力,以及各种应用程序的使用,其基于网页应用的新互动,使网页作为一个平台,用于生产、再利用和消费。由于其便于使用和发展快速,Web2.0 应用程序为快速信息共享和方便合作提供了机会[30]。术语 Web2.0、社交软件、社交媒体和电子学习2.0都是常用的同义词。

根据 Schmidt[31]："社交软件指通过公共的超文本和社交网络，能促进信息管理、身份管理和关系管理的网上应用程序和服务。"根据 Kaplan 和 Haenlein[32]，社交软件是指："一组互联网应用程序构建 Web2.0 的意识形态和技术基础，并允许用户对生成内容进行创建和交换。"

Downes[33] 指出，术语 Web2.0 描述的不是一种技术而是关于合作和网络的思想。Wilson 等人[34] 给出了以下定义："Web2.0 是指第二代网络，其交互性的以用户为中心的网页应用和服务促进了社会的关联性、媒体和信息共享、用户创建内容以及个人与组织之间的合作。"

术语"社交软件"通常被用作应用的总称，有助于提升内容的协同汇编，如维基或博客。解释 Web2.0 应用程序的新的各个方面的一种方式就是将其与"旧 Web1.0"相比较。很少有作者提供有关 Web1.0 的内容，如通信和课程管理工具，包括网络页面、课程管理系统、PowerPoint 演示文稿、电子邮件、公告板和聊天室。Web1.0 以学习者作为教学中心，完善了学习过程，帮助广泛的相对被动的人建立师生间、学生与学生间的交流。Web2.0 的用户使用网络作为平台，生成、使用和共享内容。网络也成为一个社交软件平台，允许用户组进行社交、共同协作。这种变化在很大程度上是基于现有网络数据，共享机制与其他用户分享内容并取得联系的[35]。Web2.0 不是"经典"Web1.0 的副本，而是其的进一步发展[36]。根据 Alby[37] 所示，技术的进一步发展和变化已经对网络框架产生了影响。没有廉价的宽带互联网、有经验的用户、开放的软件和易于使用的应用程序，万维网（www）就不会以这种方式进化。McFedries[38] 介绍了Web2.0 运转的主要特点，突出了社会角度关系、协作和用户参与框架：

- 内容由用户创建和维护；
- 内容创建和维护需要彻底的信任；
- 应用程序的可用性允许丰富的用户体验；
- 结合来自不同数据源的数据，创建新的服务；
- 随着参与框架的用户增多，服务要变得更好。

学习环境下社交软件的应用提供了面向学习的教育方法，可以促进合作和自组织的学习过程。Web2.0 应用程序适用于结构主义学习方法[39]。当应用于教育，Web 2.0 技术需要教学和学习的一些基本转变。Conole 和 Alevizou[40] 指出，Web2.0 鼓励跨越传统学科知识的界限（即，知识可以个性化和重新定位），从而使协作探究和知识学习中，有更多的机会可以访问、辩论并增加透明度。

万维网联盟（W3C）描述了进一步的发展，如 Web3.0 或语义网。Berners-Lee 将 Web3.0 定义为，"网络数据可以直接或间接地由机器处理"[41]。语义网提供了一个通用框架，允许跨应用、企业和社区界限共享数据和循环利用。这一新兴技术及其机遇不再本章中论述。

Web2.0 应用程序概念

Web2.0 技术有多种。我们这里介绍在教育领域最常见的 Web2.0 应用程序。大多数情况下，Web2.0 技术不单独使用，而是通过与其他应用程序（如，包含其他应用程序的社交网络）来实现。

博客

博客这个词是"网络日志"的缩写，描述了一个用于共享信息和用户意见的虚拟多媒体日志或在线日记[37]。博客是简单的内容管理工具，其可以使非专家们展示（公布）信息、文章，或分享对不同话题的看法，而读者可以撰写评论或在线与作者或其他读者讨论。博客按时间顺序发布，对各种感兴趣的问题有链接评论。博客是聚交于一个共同主题的几个用户发帖子表达思想的网络，可进行信息共享和辩论，往往能吸引大量专注的读者[30]。博客目前已经由包含个人信息向提供更专业的信息转变。在线期刊出现在博客之前，但由于软件的广泛分布以及便于使用，每个人都有使用博客的机会。

博客在教育框架下的实施给参与者提供一个机会，让他们可以分享自己的想法，促进网络的讨论，很大程度上反映了他们自己的想法。博客在课程上的应用已被测试，发现了其在动机、团队互助、批判思维方面的积极作用，整个课程的满意度较高[14,42-45]。此外，博客的建构主义学习方法可以帮助提高学习者的研究、评估、技术实践和媒体素养。与在线学习相同，博客能使学习者和教师具有高度的自主性[14,46]。

博客在教育实施方面的例子：

- 使用自己的博客可以在课堂上通过邮件和评论，建立相互关联的语料库；
- 课程主持人可以使用博客来通知课程参与者关于糖尿病预防领域最新的课题和与课程相关的信息。

维基

维基(wiki 在夏威夷语中是"快速"的意思)是一个基于网页的应用程序,为用户提供一起工作的机会,来创建基于集体智慧的新内容。Wiki 的功能包括简单的编辑、版面控制和文章讨论。合作的过程导致了网页内容的达尔文效应"适者生存"。这些资料的真实性可以通过仔细监测、调节和反馈得以保证[30]。系统提供机会,通过创建、编辑和讨论的过程创建语料库[35]。维基最典型的例子就是维基百科。然而,总体质量和科学背景有时缺乏和不一致。

根据 Döbeli Honegger[47],维基应用程序在教育框架上相对比较容易,尽管为其成功实施必须设置一些先决条件:技术前提、用户教程、清晰的工作指令和适度实施。

还有其他的允许用户在不同位置同时编辑同一个文档的协作编辑工具。谷歌文档和电子表格就是这样的例子。这些技术可以在课程中实施,以促进课程参与者之间的合作。

维基在教育实施方面的例子:

- 在一个与健康有关的在线课程,用户使用维基来协作编辑材料;
- 维基可以作为一个或多个课程教师的带注释的阅读清单;
- 维基可用作一个项目,来促进群体知识的增加或协作编辑材料以及群体工作项目的开展;
- 维基可被老师用作反馈工具。如果维基正在进行文件的编辑,其可以在小组工作时提供反馈,以调整学习和创作的过程;
- 课程参与者可以使用维基来给另一组成员提供反馈;
- 维基还可以用作虚拟社区实践的一部分。

播客

术语"播客"(podcast,是单词 iPod 和 broadcast 的合成词),描述了一种具有时间、空间独立性的数字音频或视频文件。免费软件可以使电脑用户定期订阅播客(音频/视频订阅源),自动下载,在便携式设备如 MP3/MP4 播放器或任何笔记本电脑或台式电脑上看或听[48]。播客可以使听众收听并观看最新的音频或视频内容。大多数播客或电视广播都是当面拍摄的讲座,普遍缺乏媒体使用的原则[49]。

播客在教学实施方面的例子:

- 播客可以在课程进行前或后提供材料或者面对面记录讲座,使得

课程参与者能够根据自己的时间学习;
- 播客可以提供与课程相关的信息,作为预评估的一部分;
- 播客还可以作为学习材料的一部分用于共享讲座和会议会谈。

社交网络

基于 Milgram 的小世界效应原则,社交网络服务是在线应用,其通过信息利益共享联系人群,允许他们在很大程度上与他人互动[48,50]。

这些网络(如 Facebook、MySpace)集用户数据和存储信息站点之间的共享信息作为用户资料。社交网络服务让用户共享信息,在移动的网络中,人们可以通过用户资料链接其他发布类似信息的用户[48]。一些社会网络服务结合或汇集了几个 Web2.0 的特性(即时通讯、社交书签、博客和播客)。然而,许多商业在线社交网络涉及数据保护和隐私问题。

社交网络在教育实施方面的例子:
- 网络可以用来传播并讨论问题;
- 社交网络可用在专业水平的群组学习;
- 社交网络可以使健康教育工作者像以前一样聚集在像糖尿病预防管理这样的课程中。

联合和通知的技术

新闻订阅器,作为一个列表或总结,可以集中最近所有你感兴趣的信息,用户可以很容易地直接访问这些信息。最突出的一个通知便是 RSS(Really Simple Syndication)。在电子学习课程中使用 wiki 或者论坛,参与者可以了解最近的变化、新条目或新的学习内容。

特殊的搜索功能和社交搜索引擎

这个应用程序采用了类似的概念,可以被认为是一个社区动力搜索引擎,只提供有针对性的搜索结果,包括搜索引擎所有者/创造者和她/他的社区需要的结果。社交搜索引擎的搜索结果可能比通用搜索引擎的结果更具有相关性,因为它们基于相关社区用户的搜索行为和搜索方式,表现出有突出、有目标的 web 视图。Swicki 就是一个例子,它是与糖尿病有关的社交搜索引擎。

媒体－共享服务

这些系统储存用户输入的媒体并使其每个用户都可以使用。例如，YouTube（电影），iTunes（播客和视频播客），Flickr（照片）和 Slideshare（演示）。这些媒体－共享服务可以用来提高课程质量，通过使用教育视频和多媒体应用来促进课程的学习成果。

糖尿病预防中的新媒体

使用电子学习和新媒体培训健康教育者的益处

电子学习方法的好处是在学习过程中具有时间的灵活性、学习内容的持续可用性、学习资源的多样性、学习和教学方法的多样性，以及具有新的社会环境和不同的协作工具等优势，如使用在线讨论论坛。学习媒体的使用不仅完善了学习过程也有助于个人参与课程。每个学习媒体必须在学习环境框架下测试其在教育方面的有用性。

根据 Boulos 等人[30]所示，wiki、博客和播客可以提供一种在数字学习环境中来增强学习体验的方法，加深学习者的参与和协作水平。媒体，如在线讨论论坛和博客的使用，有助于群体讨论并促进新的协作工作，这对一个成功的学习过程来说是至关重要的。Paton 等人[51]对文献进行了回顾，根据社交媒体工具在医学和健康教育方面的使用发现，很少有经验证据支持社交媒体工具在医疗和健康教育方面的使用。他们指出，社交媒体是一个快速发展的系列工具，包括网站和在线体验，很可能这个话题太广泛而不能从任何特定的研究中得出明确的结论，尽管如此但还是建议使用社交媒体。

此外，每个参与者的媒介素养会通过使用新媒体得以提高。通过使用新媒体，参与者将学习如何有效地使用这种技术进行健康促进活动。在现代技术驱动的社会，要求健康教育者采用新的教学策略来激励和吸引 Web2.0 一代。

糖尿病预防领域使用新媒体的项目

在 PubMed 和谷歌学术中使用词语"糖尿病预防""在线学习""新媒体""混合式学习""Web2.0""协作工具""社交网络"进行搜索发现，唯一的项目是泰国糖尿病专家进行的一个健康教育项目[3]。这个项目是一个特定的糖尿病预防教育计划,由加拿大滑铁卢大学和泰国玛希隆大学营养研究所实施。混合式学习方法使用一个学习管理系统,组织课堂教学并提供光盘。网上资料包括录像讲座、Youtube 视频、每月的时事通讯和社区资源[3]。

尽管搜索 PubMed 和谷歌学术,但只有几个糖尿病预防项目使用新媒体。这些项目在德国实施。

使用混合学习方法的一个例子是 IMAGE 项目的在线学习部分,以培训 2 型糖尿病预防管理者。电子学习门户网站是在混合式学习方法框架内实施的,用来培训 2 型糖尿病预防管理者。门户提供了像论坛一样的合作工具并可能使用 wiki 和博客来促进课程参与者的协作学习。

Das Präventionsnetzwerk 电子学习门户网站,由德累斯顿大学的彼得·施瓦茨小组基于 IMAGE 课程所研发,也可以用作糖尿病预防教育专家的培训工具。在糖尿病预防领域有许多活动使用电子学习平台,如德国糖尿病基金会的 KoQuaP 活动。KoQuaP 基于电子学习方法,通过一个学习管理平台提供糖尿病预防活动的评估(表 12.1)。

新媒体在健康传播及糖尿病预防方面的潜力

本章的重点是对 Web2.0 应用程序的潜力做一个概述,来促进健康专家和人员培训过程中的学习过程和结果。新媒体也可以作为传播健康

表 12.1　新媒体在糖尿病预防中的作用

名称	目的	教学方式	技术应用	链接
IMAGE	培训 2 型糖尿病预防管理者	混合式学习	学习管理系统(LMS)、维基、博客、论坛	www. imageproject. eu
Sranacharoenpong 等	培训糖尿病预防领域健康工作者	混合式学习	LMS	无
Das Prävention snetzwerk	培训 2 型糖尿病预防管理者	混合式学习	LMS、论坛	http://nebel. tumainiserver. de/tumaini/ index. php
KoQuaP	质量管理和评估	电子学习	LMS、论坛	www. koquap. de

的工具，这包括各种不同的情况，并将填补全新的一章。我们给这一领域
做简要概述。社交网络可以用作自我支持或患者网络以及糖尿病预防领
域的推广平台。博客和维基可用于共享与健康有关的信息。糖尿病相关
话题的交流有各种各样的可能性，疾病和预防中心（CDC）可以提供合适
的信息，这些信息将被发送到用户的手机上[52]，并通过 Facebook、Twitter
和其他新的 Web 2.0 应用程序来告知与普通人健康相关的话题。德国糖
尿病联合会（德意志糖尿病基金会）使用 Facebook 分享最新的趋势和科
学论文，并与用户进行讨论。其他健康传播策略，如娱乐教育和严肃游戏
可以用来交流与健康有关的话题以及糖尿病领域高危人群的目标健康行
为[53,54]。Thompson 等人的研究[55]表明，视频游戏，通过行为改变技术和
激励故事，为促进糖尿病预防和肥胖症的饮食和运动改变提供了可能。

　　在健康领域的交流中，博客也是一个为一般人群或风险人群提供健
康信息的工具。此外，博客可能会鼓励个人采取虚拟环境之外的社会和
政治行动。

　　Wiki 可以用来与一般人群或高危人群分享与健康有关的信息，这是
由糖尿病专家和患者共同研发的。这种合作将使患者以更加突出的角度
来看待与糖尿病有关的问题。在线社交网络服务通常可帮助或通过自助
方式使小组联系到有相同问题的人。在糖尿病领域的一个例子是
MySpace CURE DiABETES 项目（http://groups.myspace.com/cureDiABE-
TES），该项目由患者和支持者组织。播客也可以用来与普通人群分享与
健康有关的信息并为风险人群提供有用的信息。风险人群可以使用订阅
器获得与健康有关的最新信息。辅助器直接访问风险组，可以容易、迅速
地为目标群体提供相关信息。

小结

　　自从网络的诞生及其作为多媒体平台的后续发展，我们已经见证了
一个令人兴奋的新兴科技，但迄今为止，只有相对较少的卫生保健组织采
用 Web2.0 作为工具并应用其战略优势。大部分的这些活动和项目使用
电子学习方法和新媒体在糖尿病治疗领域进行，但只有少数项目使用这
些方法来预防糖尿病。

　　根据 Cook 等人的结果[10]，几乎所有的非干预比较研究发现一个好
处；各种基于互联网的干预可以有效地使用在医学教育中。尽管许多研
究已经发现在教育和培训中使用电子学习方法和新媒体的有效性，但只

有几个项目是科学界看得到的。可能会有更多的项目使用这些学习方法,但文献综述显示只有少数项目使用这些特性。原因是,即使机构急于使用这些新技术,但它会受限于人力、财政资源以及专业知识和经验的缺乏[5]。

展望

Web2.0 应用程序的潜力可以促进健康专家和人员的培训,也可以在一般人群中提高认识并发现目标健康行为的变化。新技术为促进培训健康专家领域提供了巨大机遇,如预防管理者的学习。然而,在糖尿病预防领域的重要人物应该仔细核实 Web 2.0 应用程序在他们项目中的使用情况。

应严密监控未来的发展趋势,以防止在一个快速变化的数字社会里发展的技术不被使用,此外还需制订策略以使用最先进的技术来加强学习和教育。

我们想要鼓励所有健康教育者充分利用机会,使用新技术所有可能的好处来促进健康专家的培训和健康的传播。或者,像 William Gibson 在 O'Reilly 的演讲中讲的:"未来在这里,只是还没有广泛惠及。"

(李　静　译　毌中明　李会敏　唐玉琴　校)

参考文献

1. World Internet Usage Statistics News and Population Stats. 2012. Available from: www.internetworldstats.com/stats.htm (accessed 9 March 2013).
2. van Dijk J. The Network Society: Social aspects of new media. SAGE; 2006.
3. Sranacharoenpong K, Hanning RM, Sirichakwal PP, Chittchang U. Process and outcome evaluation of a diabetes prevention education program for community healthcare workers in Thailand. Educ Health (Abingdon) 2009;22(3):335.
4. Fischer F, Mandl H, Todorova A. Lehren und Lernen mit neuen Medien. In: Tippelt R, Schmidt B, Herausgeber. Handbuch Bildungsforschung. Wiesbaden: VS Verlag für Sozialwissenschaften; 2012: pp. 753–71. Available from: www.springerlink.com/content/v787xq10401g3g53/ (accessed 9 March 2013).
5. Johnson L, Adams S, Cummins M. The NMC Horizon Report: 2012 Higher Education Edition. Austin, Texas: The New Media Consortium; 2012.
6. Dittler U. Einführung–E-Learning in der betrieblichen Aus-und Weiterbildung. Dittler, Ullrich. E-Learning–Einsatzkonzepte und Erfolgsfaktoren des Lernens mit interaktiven Medien. München/Wien; Oldenbourg Wissenschaftsverlag: 2003; pp. 9–22.

7. Mathes M. E-Learning in der Hochschullehre: Überholt Technik Gesellschaft? Medi-enpädagogik-Onlinezeitschrift, Hrsg.: B. Bachmair, C. de Witt, P. Diepold, K. Ernst, H. Moser, D. Süss, Zürich. 2002. Available from: www. medienpaed. com/02-1/ mathes1. pdf (accessed 9 March 2013).
8. Mandl H, Kopp B. Blended Learning: Forschungsfragen und Perspektiven. 2006.
9. Watkins R. 75 e-learning activities: making online learning interactive. Pfeiffer; 2005.
10. Cook DA, Levinson AJ, Garside S, Dupras DM, Erwin PJ, Montori VM. Internet-based learning in the health professions: a meta-analysis. JAMA 2008;300(10):1181.
11. Kerres M, Euler D, Seufert S, Hasanbegovic J, Voss B. Lehrkompetenz für eLearning-Innovationen in der Hochschule: Ergebnisse einer explorativen Studie zu Massnahmen der Entwicklung von eLehrkompetenz. 2005.
12. Bremer C. Fit fürs Web 2.0? Ein Medienkompetenzzertifikat für zukünftige Lehrer/ innen. Offener Bildungsraum Hochschule. Münster: Waxmann; 2008: pp. 134–46.
13. Erpenbeck J, Sauter W. Kompetenzentwicklung im Netz. New Blended Learning mit Web 2.0. Köln: Kluwer; 2007.
14. Oomen-Early J, Burke S. Entering the blogosphere: blogs as teaching and learning tools in health education. Int Electr J Health Educ 2007;10:11.
15. Chomutare T, Fernandez-Luque L, Arsand E, Hartvigsen G. Features of mobile diabetes applications: review of the literature and analysis of current applications compared against evidence-based guidelines. J Med Internet Res 2011;13(3):e65.
16. Nordqvist C, Hanberger L, Timpka T, Nordfeldt S. Health professionals' attitudes towards using a Web 2.0 portal for child and adolescent diabetes care: qualitative study. J Med Internet Res 2009;11(2):e12.
17. Hodson P, Connolly M, Saunders D. Can computer-based learning support adult learners? J Further Higher Educ 2001;25(3):325–35.
18. Early Nutrition Academy – Early Nutrition eAcademy (ENeA). Available from: www.early-nutrition.org/enea.html (accessed 9 March 2013).
19. Graham CR, Dziuban C. Blended learning environments. In: Spector JM, Merrill MD, van Merrienboer J, Driscoll MP, eds. Handbook of Research on Educational Communications and Technology, 3rd edn. 2008; pp. 269–76.
20. Tolks D, Gruhl U, Puhl S, Fischer M. Entwicklungen und Einführung eines E-Health Portals im Rahmen des IMAGE-Projekts: Typ 2 Diabetes-Prävention in Europa. e-Health 2010 Informationstechnologien und Telematik im Gesundheitswesen. 1. Aufl. medical future verlag; 2009: pp. 288–92.
21. Tolks D, Quattrochi J, Fischer MR. Internationales kooperatives Lernen mit der fallbasierten Lernumgebung ICON. E-Health 2011. Solingen: Medical Future Verlag; 2010L pp. 284–8.
22. Dittler U. E-Learning: Einsatzkonzepte und Erfolgsfaktoren des Lernens mit inter-aktiven Medien. 2, überarb. und erg. Aufl. München; Wien; Oldenbourg; 2003.
23. Andrews L. Preparing General Education Pre-Service Teachers for Inclusion: Web-Enhanced Case-Based Instruction. J Spec Educ Technol 2002;17(3):27–35.
24. Lee S, Lee J, Liu X, Bonk CJ, Magjuka RJ. A review of case-based learning practices in an online MBA program: a program-level case study. Educ Technol Soc 2009; 12:178–90.
25. Pew Internet. How smartphone owners describe their phones. Pew Research Center's Internet and American Life Project. Available from: www.pewinternet.org/ Infographics/2011/Smartphones.aspx (accessed 9 March 2013).

26. Johnson L, Smith R, Willis H, Levine A, Haywood K. The 2011 Horizon Report. Austin, Texas: The New Media Consortium; 2011.
27. Sawyer B, Smith P. Serious Games Taxonomy. 2008.
28. Baranowski T, Buday R, Thompson D, Baranowski J. Playing for real: video games and stories for health-related behavior change. Am J Prevent Med 2008;34(1):74–82.
29. Brown SJ, Lieberman DA, Germeny BA, Fan YC, Wilson DM, Pasta DJ. Educational video game for juvenile diabetes: results of a controlled trial. Med Inform (Lond). 1997;22(1):77–89.
30. Boulos M, Maramba I, Wheeler S. Wikis, blogs and podcasts: a new generation of Web-based tools for virtual collaborative clinical practice and education. BMC Med Educ 2006;6(1):41.
31. Schmidt J. Social Software. Onlinegestütztes Informations-, Identitäts-und Beziehungsmanagement. Forschungsjournal Neue Soziale Bewegungen. 2006;19(2): 37–47.
32. Kaplan AM, Haenlein M. Users of the world, unite! The challenges and opportunities of Social Media. Business Horizons 2010;53(1):59–68.
33. Downes S. E-learning 2.0. eLearn Magazine. 2005;2005(10).
34. Wilson DW, Lin X, Longstreet P, Sarker S. Web 2.0: A definition, literature review, and directions for future research. AMCIS 2011 Proceedings. 2011. Available from: http://aisel.aisnet.org/amcis2011_submissions/368/ (accessed 9 March 2013).
35. Franklin T, van Harmelen M. Web 2.0 for content for learning and teaching in higher education. 2007. Available from: http://www.jisc.ac.uk/media/documents/ programmes/digitalrepositories/web2-content-learning-and-teaching.pdf (accessed 9 March 2013).
36. Schiefner M, Kerres M. Web 2.0 in der Hochschullehre. E-Learning: Einsatzkonzepte und Erfolgsfaktoren des Lernens mit interaktiven Medien. München: Oldenburg; 2011.
37. Alby T. Web 2.0: Konzepte, Anwendungen, Technologien. Hanser Verlag; 2008.
38. McFedries P. Technically speaking the web, take two. Spectrum, IEEE. 2006;43(6):68.
39. Jadin T. Social Software für kollaboratives Lernen. E-Learning, digitale Medien und lebenslanges Lernen: Schriftenreihe E-Learning. Linz: Trauner. 2007;23–35.
40. Conole G, Alevizou P. A literature review of the use of Web 2.0 tools in Higher Education. Milton Keynes, UK: The Open University. Available from: www. heacademy.ac.uk/assets/EvidenceNEt/Conole_Alevizou_2010.pdf (accessed 9 March 2013).
41. W3C Semantic Web Activity. Available from: www.w3.org/2001/sw/ (accessed 9 March 2013).
42. Beldarrain Y. Distance education trends: Integrating new technologies to foster student interaction and collaboration. Distance Educ 2006;27(2):139–53.
43. Halavais A, Hernández-Ramos P. Blogs, threaded discussions accentuate constructivist teaching. Online Classroom 2004;1.
44. Williams JB, Jacobs J. Exploring the use of blogs as learning spaces in the higher education sector. Australas J Educat Technol 2004;20(2):232–47.
45. Oravec JA. Bookmarking the world: Weblog applications in education. J Adolesc Adult Literacy 2002;45(7):616–21.
46. Süss D, Lampert C, Wijnen CW. Medienpädagogik: Ein Studienbuch zur Einführung. 1. Aufl. Wiesbaden: VS Verlag; 2009.

47. Döbeli Honegger B. Wiki und die starken Texte–Schreibprojekte mit Wikis. Deutschmagazin 2006;1(06):15–9.

48. Boulos MN, Wheeler S. The emerging Web 2.0 social software: an enabling suite of sociable technologies in health and health care education. Health Info Libr J 2007;24(1):2–23.

49. Stöber A, Göcks M. Die unberechtigte Angst vor der Konserve: Machen Vorlesungsaufzeichnungen und Podcasts die Präsenzlehre überflüssig. E-Learning: Eine Zwischenbilanz. Kritischer Rückblick als Basis eines Aufbruchs. Münster: Waxmann; 2009: pp. 117–32.

50. Travers J, Milgram S. An experimental study of the small world problem. Sociometry 1969;32:425–43.

51. Paton C, Bamidis P, Eysenbach G, Hansen M, Cabrer M. Experience in the use of social medial in medical and health education. IMIA Yearbook 2011;2011:61.

52. CDC – Learn More. Available from: www.cdc.gov/mobile/textmessaging/ (accessed 9 March 2013).

53. Singhal A, Cody M, Rogers E, Sabido M. Entertainment-Education and Social Change: History, Research, and Practice. Mahwah, NJ: Lawrence Erlbaum; 2003.

54. Lampert C, Schwinge C, Tolks D. Der gespielte Ernst des Lebens: Bestandsaufnahme und Potenziale von Serious Games (for Health). Medien Pädagogik. 2009. Available from: www.medienpaed.com/zs/content/view/220/67/ (accessed 9 March 2013).

55. Thompson D, Baranowski T, Buday R, Baranowski J, Juliano M, Frazior MK. In pursuit of change: youth response to intensive goal setting embedded in a serious video game. J Diabetes Sci Technol 2007;1(6):907–17.

第13章
实用的糖尿病预防方法

Avivit Cahn，Itamar Raz，Baruch Itzhak

现代肥胖和缺乏运动导致了慢性非传染性疾病的患病率大幅增加，尤其是代谢综合征、糖尿病及其并发症。在过去的十年中，已针对糖尿病预防和生活方式调整做了很多努力。通过观察研究，以及针对糖尿病高危人群主要可变危险因素的随机对照试验显示，通过饮食和锻炼可将糖尿病风险减少高达58%，通过药物治疗减少25%～30%[1-3]。国家级的项目已在几个国家建立，试图将干预研究的成果转化到现实生活中[4-6]。经济评价证实，针对2型糖尿病的初级预防性价比很高[7]。

在这一章里，我们介绍以色列开发的预防糖尿病计划。计划针对两个级别：

1. 高危人群：对未确诊为糖尿病和糖尿病前期高危人群进行筛查，针对糖尿病预防实行干预措施。

2. 整个人群：计划针对整个人群，鼓励营造一个更健康的生活方式。

流行病学

据估计，目前在以色列大约有500 000名1型和2型糖尿病患者。这个估计包括大约60%的使用药物治疗的确诊患者，25%的首次治疗患者和15%的未确诊患者。额外有500 000人估计有前驱糖尿病[8-10]。

肥胖以其惊人的扩张速度成为了全球流行病。以色列2008年国民健康调查发现超过30%的成年人超重，15%是肥胖[9]。

在以色列中心幼儿园的最近一项调查发现，15%的孩子超重[11]。在2003～2004年进行的一项调查显示，7～12年级儿童中发现7.4%的男孩和3.9%的女孩肥胖[12]。在17岁的以色列士兵中，肥胖的患病率在男性为 4.1%,女性为 3.3%;额外的 12% 是边缘型超重[13]。这一年轻人群中超重率的增加表明以色列出现了肥胖流行。

结合力量

以色列 1994 年颁布的《国家健康保险法》要求所有公民应注册下列四个健康计划中的一个:Clalit,Maccabi,Meuchedet 或 Leumit。健康计划有义务为他们的成员提供预防、门诊和住院照顾[14]。健康计划之间的转变是最小的(每年 1% ~ 1.5%)[15];因此,他们有动机投资于预防医学。

以色列糖尿病全国委员会成立于 2005 年,并向卫生部总干事就以色列有关糖尿病预防、保健和联合治疗的专业政策提供咨询。这个委员会由总干事提名,由四种健康计划的代表组成,包括糖尿病及其相关并发症领域的主要医生、辅助医疗专家、流行病学家以及以色列糖尿病协会和青少年糖尿病协会代表。为了应对以色列人的糖尿病和肥胖症,卫生部和糖尿病全国委员会制订一个全国性的计划,旨针对普通人群以及特定人群改变其生活方式。操作原则包括:

1. 卫生部、教育部、文化部和体育部的联合行动。
2. 仿照在全球范围内类似且被证实性价比高的计划实施。
3. 建立政府和私营机构之间的资源合作。
4. 每个程序都进行监测和评价。

项目的目的是减少糖尿病前期高危人群发展成糖尿病的风险,并提高一般人群的健康意识。

筛查和治疗糖尿病前期患者

诊断糖尿病前期的目的是识别部分人口,他们比一般人发展为糖尿病和心血管疾病(CVD)的风险大,应开始进行干预(生活方式和药物)。

目前,被诊断为空腹血糖受损的患者应和他们的家庭医生确认、商讨后向营养师寻求帮助。

2008 年,糖尿病全国委员会针对高危人群,为了防止他们发展为糖尿病提出了一项计划。这个计划于 2013 年发起,包括四个步骤:

1. 识别高危人群

● 向公众宣传——以"别让甜蜜变苦涩"的标语,呼吁那些高危人群检查空腹血糖。使用电视、广播和新闻媒体播放广告 1 年。

● 家庭医生应警惕地识别高危患者,并让他们来验空腹血糖。高危患者被定义为满足以下条件之一。

△年龄 > 40 岁

△体重指数(BMI) > 25 加下面的任一个风险因素:

○ 高血压:血压 >140/90 mmHg;

○ 高密度脂蛋白(HDL) < 35 mg/dL;

○ 甘油三酯 >200 mg/dL;

○ 种族:阿拉伯或埃塞俄比亚;

○ 妊娠糖尿病史或生产婴儿 >4 kg;

○ 心血管疾病史;

○ 多囊卵巢综合征;

○ 摄入的药物可能会导致葡萄糖耐受不良。

2. 筛选

● 病史:人口、糖尿病家族史;

● 人体测量数据:身高、体重、血压、腰围;

● 空腹血糖、糖化血红蛋白和血脂。

3. 风险评估。风险评估是根据表 13.1 估计出来的,取决于糖尿病家族史、体重指数、年龄、甘油三酯水平和空腹血浆葡萄糖。表 13.1 来自于对以色列,年龄在 26~45 岁男性的长达 12 年的随访数据[16]。在那些有发展为糖尿病风险的人中,在未来 6 年发展为糖尿病的风险超过 10% 的人将构成我们的干预组。

4. 干预和监测。患者空腹血糖 > 126 mg/dL 将进行重复测试,以验证糖尿病的诊断。如果得到证实,他们将根据国际指南进行治疗。

在未来 6 年内发展为糖尿病的风险不到 10% 的人将每 3 年测试一次。干预组将包括那些在未来 6 年有发展为显性糖尿病风险(>10%)的人。干预将重点关注预定目标的生活方式改变,包括:

● 超重或肥胖的人体重下降 5% ~7% ;

● 减少卡路里的脂肪含量,使其低于 30% ,饱和脂肪低于 10% ;

● 增加膳食纤维的摄入;

● 每周 150 分钟的锻炼。

干预组患者将必须经历由多学科小组进行的六个阶段,包括医生、护士、理疗师或物理教育者、营养学家、心理学家、社会工作者。团队的所有成员为完成这些阶段将进行特定的培训。讨论应涉及下列主题:

● 肥胖并发症,糖尿病和代谢综合征;

表 13.1　6 年患糖尿病的风险,根据来自以色列糖尿病研究组织的数据[16]。
图中阴影区域表明发展为糖尿病的风险增加(>10%)

家族史	BMI	年龄	甘油三酯	空腹血糖				
				<80	81~90	91~99	100~109	110~125
无	<25	<45	<150	<1	<1	<1	1.5	6
			≥150	<1	<1	2	3	10
	25~30	<30	<150	<1	<1	<1	2	5
			≥150	<1	1	3	4	10
		30~45	<150	<1	1.5	2	2.5	14
			≥150	1	2	3	5	18
	≥30	<30	<150	0	<1	3	5	6
			≥150	0	2	3	10	12
		30~45	<150	0	2.5	3	6	15
			≥150	0	2.5	4	9	25
有	<25	<45	<150	<1	<1	1	3	11
			≥150	<1	<1	4	5	15
	25~30	<30	<150	<1	<1	1	4	12
			≥150	<1	1	3	6	15
		30~45	<150	2	2	3	6	20
			≥150	3	4	6	10	30
	≥30	<30	<150	0	<1	3	8	40
			≥150	0	2	5	15	50
		30~45	<150	0	2	5	10	40
			≥150	0	5	10	30	50

- 健康饮食的组成;
- 推荐运动方法,适合各种人口;
- 依从性障碍,以及克服障碍的方法;
- 创造一个健康的工作和休息环境。

会议在当地诊所举行,早上和晚上都有,以便让尽可能多的人参加。前五个会议每一个持续两小时,隔一周举行一次。第六个会议举行三个月后,鼓励长期坚持生活方式的改变。

空腹血糖测试每6个月重复一次。长期空腹血糖调节受损(IFG)超过一年后,可以进行葡萄糖耐量试验诊断糖耐量减低(IGT)。在那些空腹血糖和糖耐量受损患者,在下列条件下考虑使用二甲双胍治疗:

- 年龄 < 60 岁;
- BMI > 35;
- 2 型糖尿病患者的一级亲属
- 甘油三酯 > 150;
- HDL < 35 mg/dL
- 高血压:定义为血压(BP) > 140/90 mmHg 或服用抗高血压药;
- 糖化血红蛋白 > 6%。

也可以考虑使用阿卡波糖或奥利司他药物治疗。根据指南可以考虑进行外科减肥手术。应持续监测干预计划,并评估其有效性。

针对肥胖流行病的国家计划

为了避免即将到来的肥胖症和伴随的风险,一个跨部门行动小组(健康、教育、文化和体育部门)成立。研究小组启动多个计划,试图构建人口之间的行为变化。这是通过多方共同努力获得的。

1. 从有害的生活方式中形成风险意识以及改变它的方式。
2. 创建一个环境,便于维护健康的生活方式。
3. 对有害行为进行经济处罚并对健康行为进行经济激励。
4. 特别注意不同种族的亚组。

该计划的重点是整个人口,试图尽可能涵盖日常生活的多个方面。因此,干预措施针对儿童以及成年人,也可发生在工作场所。计划实施应尽可能包含了所有层面,从国家政府到城市、社区、家庭和个人。考虑到高危人群的文化差异,制订了针对他们需要的计划。

提高人群意识

成人

自2008年以来,卫生部门每年已经开展了约40个社区项目,专注于营养和运动。进一步的计划正在实施,目的是提高公众合理营养和增加运动的意识,包括针对教育机构和工作场所的教育计划。以色列"健康城市网络"运动(见下文)促进有关健康饮食和生活方式的成人教育计划。

儿童

针对儿童的教育计划主要关注四个级别:学校、家庭、社区和卫生保健服务。在暑假期间必须考虑到如何保持新获得技能——健康饮食习惯和运动。

最近的一项荟萃分析,包括 37 个关于儿童肥胖干预计划的研究证明,这类干预措施在减少肥胖方面有效果。然而,不同计划之间有很大差异,不是所有干预措施都有效[17]。

"Tafur Alay"(完美)是以色列的一项针对各种年龄段孩子的健康教育计划。它涉及生活的三个重要方面:合理营养、个人卫生和性教育。这一计划,连同以色列教育部、卫生部、国家家长教师协会、专业协会和私人企业,已经在以色列的 1 000 所学校开展了 10 年。

计划为 1~3 年级、3~6 年级和幼儿园儿童开发了教育材料。主要包括早餐、食物组成、合理饮食的重要性,每天饮食多元化的重要意义,饮水和有规律的体育活动的重要性。计划为阿拉伯人准备了特殊的教育材料。这些教育材料已经被 1 000 所学校和 500 个幼儿园所使用[18]。

一项促进健康生活方式的实验干预计划在 2009~2010 年在全国 23 所学校和幼儿园实施,包括以色列的不同文化和民族。试验的目的是评价这样一个计划在以色列的可行性和成功率。这个项目针对三个层次:学校/幼儿园、家庭和社区(业余时间)。在项目指导委员会指导下,定义了它的目标和内容,并解决了由它们带来的问题[19]。

计划目标如下。

- 促进健康营养
  - 限制摄入软饮料,鼓励饮用水;
  - 增加水果和蔬菜的摄入量(每天 5 份);
  - 每日推荐剂量的低脂乳制品(至少一天 3 次);
  - 每天吃早餐;
  - 家人一起吃饭,至少一天一次,父母至少有一方参加。
- 推荐的休闲活动
  - 限制看电视或玩电脑的时间;
  - 促进在空闲时间进行体育锻炼。
- 运动
  - 每天至少 1 小时的锻炼。

计划原则

- 在教育机构和社区中心创建一个健康促进环境；
- 对所有这些计划的目标进行相互承诺；
- 学生、家长、教师、学校工作人员和地方政府都参与计划的建设并定义其目标；
- 将健康促进计划整合到学校的课程；
- 试用期，使孩子们能够直接体验推荐的营养摄入和体育运动；
- 持续的监控计划，量化成功或失败。

程序分两个阶段实施：初始阶段，包括教育工作人员和教育材料的准备，第二阶段计划开始实施。

干预计划持续了 6～8 个月。BMI 没有发现显著变化，这可能是因为干预的时间短。对学校工作人员的问卷调查和采访表明这一计划的确立及向同学们传达计划主题的重要意义。计划在 2011～2012 年间已经扩大到 100 所学校。

改造环境

为了成功干预，创造环境条件对促进维护健康的生活方式至关重要。这可能通过社区内的"关怀"个人以及政府的压力获得。

以色列健康城市网络

以色列健康城市网络作为国际健康城市网络的一部分成立于 1990 年，由世界卫生组织领导[20]。网络的主要目标是把健康放在高于社会、经济和政府政治议程之上的地位。额外目标包括疾病预防、健康促进、最大限度地减少健康的不平衡并应对非传染性疾病的危险因素和伤害。

目前有 27 个城市，4 个区域政府在网络。但其他 21 个城市不在网络中且目前不活跃。网络推动在所有城市网络中建设步行道。所有城市都应有户外运动设施，三个城市应偶尔向公众提供有关其使用的课程和教学。18 名网络参与者资助儿童运动课程；11 名网络参与者资助成人运动课程。网络参与者组织了一项以社区为基础的计划，该计划是为儿童、青少年和成年人举办的，旨在说明健康营养和定期体育锻炼的重要性。虽然这些环境的改变由积极的个人或社区领导者，或者可能由市议会成员实施。但人们已经认识到，没有立法支持，进展会比较慢。

立法

在以色列议会(立法机构),由许多国会议员组织于 2011 年 11 月颁布了一项法律——"健康游说",旨在降低肥胖型糖尿病的流行[21]。法律的目的是鼓励在日常生活的许多方面包括以下方面建立健康的生活方式。

- 强制当地政府提供或开发适当的环境基础设施,包括步行/自行车道和开放的体育设施。
- 要求大公司指定一个员工作为健康协调员。他/她的角色包括监控公司出售和提供的食品的营养质量以及可用的运动设施。
- 在教育机构限制贩卖机和自助餐厅出售营养价值较低的食物。
- 在特定时间特定媒体,限制营养价值较低食物的广告。
- 在餐馆和自助餐厅,强制性标记食品的营养成分。

经济刺激

积极和消极的经济激励是向大众同化、传输或传达基本原则的有力手段。逐渐的,伴随着"均衡饮食"的普及,市场的力量将创建强大的经济激励。因此,一些国家的主要食品连锁店已经开始提供低热量的菜肴作为菜单的一部分,标记食物的卡路里含量,将沙拉调料放在沙拉旁边等。

在市场力量接管之前,上述提议的法律部分包括创建积极和消极的激励措施如下。

- 要求财政部长和卫生部长商议组成一个委员会,评估对出售不健康食品企业征税的可能性,对那些出售有很高营养价值食品的企业给予积极的经济激励。

- "健康"食品供应商的经济激励。激励机制可能包括由当地政府提供免费广告或减少税收。卫生部长需建立标准来定义哪些企业为"健康"食品供应商。

食品企业和卫生当局之间合作可能有助于更多的措施。在耶路撒冷,一个城市连锁超市和哈达萨希伯莱大学医院已经建立了这样的合作。

此外,政府应该创造卫生维护组织激励措施,为合理营养和增加运动实行个体化咨询和治疗。

特殊人群

阿拉伯和埃塞俄比亚人口中的高危人群已经建立了特殊的计划。

埃塞俄比亚移民:"Tene Briut"计划

在以色列,主要有两拨儿埃塞俄比亚的犹太人移民。第一拨儿在1984~1985年,第二拨儿在1991年。从埃塞俄比亚农村生活条件到现代都市生活方式的急剧变化使移民的发病率发生了急剧改变。尽管各种类型的传染病有显著下降,但是慢性非传染性疾病的患病率在增加。BMI指数从17~19升到24,随之而来的是健康下降,2型糖尿病的患病率急剧增加,开始为0~0.4%,十年后在以色列将达到17%。

这些数据导致"Tene Briut"的建立———一个针对在以色列的埃塞俄比亚移民人口计划[22,23]。该计划旨在让埃塞俄比亚人大致熟悉慢性病尤其是糖尿病的预防行为和预防药物。这一计划主要通过埃塞俄比亚－以色列医疗和准专业人员实行,包括发生在社区的一些活动。

模型分几个阶段发展。早期关注社区学习,从非医疗专业人士(吸收工人、教师)和社区成员,最初通过问卷收集信息,这些问卷调查对健康和慢性病的看法、认知和态度。随后,成立一个指导委员会,由社区成员、政府代表、卫生保健提供者、学术和慈善组织组成。这个计划最初由非埃塞俄比亚医师负责,后来一批埃塞俄比亚移民护士被培训为卫生受托人并逐渐接管了组织。

该计划的主要目标是:

- 提高卫生保健提供者照顾埃塞俄比亚人社区的意识和能力;
- 为埃塞俄比亚移民社区成员提供关于卫生保健的新概念以及有关患者权利的信息;
- 记录人们的卫生保健需求;
- 影响医务人员和决策者的议程。

该计划研发的教学材料适合移民的文化和信仰。这些材料涉及很多主题,包括埃塞俄比亚传统饮食和以色列的食物———结合它们创建一个"均衡的饮食",即将身体活动、检测/诊断和糖尿病预防与治疗相结合。由于大多数的成年移民是文盲,所以信息传播使用有教育意义的电影,结合传统说故事的格式以及音乐、舞蹈和绘画。印刷媒体也被创建。该计划被不断评估,以确保提出的问题和材料的相关性。

计划的活动包括：

● 为卫生保健专业人员在食物和营养问题上开发一个小册子，讨论埃塞俄比亚传统饮食的营养价值；

● 在社区开设讲座，在一些会期结束时测试血糖，发送消息以确保没有糖尿病特征；

● 烹饪课；

● 每月电台播放"健康计划"；

● 自 2007 年以来诊所和医院已经实现医学电话口译服务。

Tene Briut 现在是一个非政府组织，与当地和（或）国家组织合作，旨在促进以色列的埃塞俄比亚移民社区的健康。

阿拉伯人口

在以色列的阿拉伯人口包含在发展为 2 型糖尿病的高危人群里。对以色列北部阿拉伯人的最近一项调查显示，70% 的受访人有肥胖、前驱糖尿病或糖尿病。

在之前描述的干预计划中，针对阿拉伯人的特殊教育材料已经创建，并根据他们的文化和社会需要进行调整[24]。阿拉伯人口要进行单独评估，干预计划也要根据需求不断进行修改。

（唐玉琴　译　毋中明　罗萍艳　杨晓园　校）

参考文献

1. Knowler WC, Barrett-Connor E, Fowler SE, Hamman RF, Lachin JM, Walker EA, et al; Diabetes Prevention Program Research Group. Reduction in the incidence of type 2 diabetes with lifestyle intervention or metformin. N Engl J Med 2002;346(6): 393–403.

2. Chiasson JL, Josse RG, Gomis R, Hanefeld M, Karasik A, Laakso M; STOP-NIDDM Trail Research Group. Acarbose for prevention of type 2 diabetes mellitus: the STOP-NIDDM randomised trial. Lancet 2002;359(9323):2072–7.

3. Tuomilehto J, Lindström J, Eriksson JG, Valle TT, Hämäläinen H, Ilanne-Parikka P, et al; Finnish Diabetes Prevention Study Group. Prevention of type 2 diabetes mellitus by changes in lifestyle among subjects with impaired glucose tolerance. N Engl J Med 2001;344:1343–50.

4. Saaristo T, Peltonen M, Keinänen-Kiukaanniemi S, Vanhala M, Saltevo J, Niskanen L, et al; FIN-D2D Study Group. National type 2 diabetes prevention programme in Finland: FIN-D2D. Int J Circumpolar Health 2007;66(2):101–12.

5. Saaristo T, Moilanen L, Korpi-Hyövälti E, Vanhala M, Saltevo J, Niskanen L, et al.

Lifestyle intervention for prevention of type 2 diabetes in primary health care: one-year follow-up of the Finnish National Diabetes Prevention Program (FIN-D2D). Diabetes Care 2010;33(10):2146–51.

6. Paulweber B, Valensi P, Lindström J, Lalic NM, Greaves CJ, McKee M, et al. A European evidence-based guideline for the prevention of type 2 diabetes. Horm Metab Res 2010;42(Suppl 1):S3–36.

7. Herman WH. The economics of diabetes prevention. Med Clin North Am 2011; 95(2):373–84.

8. Kalter-Leibovici O, Chetrit A, Lubin F, Atamna A, Alpert G, Ziv A, et al. Adult-onset diabetes among Arabs and Jews in Israel: a population-based study. Diabet Med 2012;29(6):748–54.

9. Israel National Health Interview Survey INHIS-2, 2007–2010: Selected Findings. Israel Center for Disease Control, Ministry of Health Publication 331; 2012.

10. Manor O, Shmueli A, Ben-Yehuda A, Paltiel O, Calderon R, Jaffe DH. National Program for Quality Indicators in Community Health in Israel. Report for 2007–2009. School of Public Health and Community Medicine, Hebrew University-Hadassah. Jerusalem: Israel.

11. Pinhas-Hamiel O, Bar-Zvi E, Boyko V, Reichman B, Lerner-Geva L. Prevalence of overweight in kindergarten children in the centre of Israel: association with lifestyle habits. Child Care Health Dev 2009;35(2):147–52.

12. Mabat Youth First Israeli National Health and Nutrition Survey in 7th–12th grade students 2003–2004. The Israel Center for Disease Control Publication No. 240; December 2006.

13. Bar Dayan Y, Elishkevits K, Grotto I, Goldstein L, Goldberg A, Shvarts S, et al. The prevalence of obesity and associated morbidity among 17-year-old Israeli conscripts. Public Health 2005;119(5):385–9.

14. http://www.health.gov.il/LegislationLibrary/Bituah_01.pdf (accessed 9 March 2013).

15. Shmueli A, Bendelac J, Achdut L. Who switches sickness funds in Israel? Health Econ Policy Law 2007;2:251–65.

16. Tirosh A, Tekes-Manova D, Israeli E, Pereg D, Shochat T, Kochba I, et al. for the Israeli Diabetes Research Group. Normal fasting plasma glucose levels and type 2 diabetes in young men. N Engl J Med 2005;353:1454–62.

17. Waters E, de Silva-Sanigorski A, Hall BJ, Brown T, Campbell KJ, Gao Y, et al. Interventions for preventing obesity in children. Cochrane Database Syst Rev 2011; 12:CD001871.

18. www.tafuralay.co.il (accessed 9 March 2013).

19. The BINA program for a healthy lifestyle for children in Israel. Summary. January 2011.

20. http://www.healthycities.co.il/upload/infocenter/info_images/01082011052914 @peilut10-11.pdf (accessed 9 March 2013).

21. www.knesset.gov.il/privatelaw/data/18/3732.rtf (accessed 9 March 2013).

22. Jaffe A, Guttman N, Schuster M. The Evolution of the Tene Briut Model: Developing an Intervention Program for the Ethiopian Immigrant Population in Israel and its Challenges and Implications. Appropriate Health Care by Culturally Competent Health professionals International Workshop Report. Editor: Leon Epstein The Israel National Institute for Health Policy and Health Services Research October 2007, pp. 121–42.

23. www.tene-briut.org.il (accessed 9 March 2013).
24. Kalter-Leibovici O, Younis-Zeidan N, Atamna A, Lubin F, Alpert G, Chetrit A, et al. Lifestyle intervention in obese Arab women: a randomized controlled trial. Arch Intern Med 2010;170(11):970–6.

索引